반드시 알아야 할 노인 건강생활 4
근력·유연성 향상을 위한
노년 요가 프로그램

김웅철

길림체육학원 체육교육학과를 졸업하고 중국연변대학에서 인체해부와 조직배태학으로 석사학위를 취득하였으며 국립 한국체육대학교에서 석사학위와 박사학위를 취득하였다. 한국체육대학교 스포츠마사지실에서 스포츠의학을 전공하며 스포츠마사지, Body Action Therapy, 운동손상, 재활운동, 경혈학, 운동심리 등을 수학하였다. 현재는 연변대학 조교수로 재직 중이며 한국스포츠리서치 심사위원, 한국스포츠산업개발원 자문위원, 한·중·일 교육과정연구회 연구위원으로 활동하고 있다.

육조영

한국체육대학교 체육학과를 졸업하고 동 대학원에서 석사학위와 박사학위를 취득하였다. 주요 경력으로는 서울복지대학원대학교 교수, 연변대학교 겸직교수, 일본국립고지대학 객원교수, 한국스포츠인재개발원 이사장을 역임하였다. 「운동 후 마사지가 면역세포와 혈액세포에 미치는 영향」 등 150여 편의 논문을 발표하였고 『Body Action Therapy』 등 60여 권의 저서를 집필하였다. 국립 한국체육대학교에서 사회체육학과 교수로서 생활체육대학 학장을 역임했다. 한·중·일 교육과정연구회 연구위원, 한국연구재단 선정평가 심사위원, 국정교과서 집필위원, 세계레크리에이션 교육협회 집행위원장으로 활동하고 있다.

반드시 알아야 할 노인 건강생활 4
근력·유연성 향상을 위한 노년 요가 프로그램

초판 1쇄 발행　2016년 1월 28일

지은이　김웅철, 육조영
펴낸이　최종숙
펴낸곳　글누림출판사

진　행　이태곤
디자인　안혜진
편　집　이홍주 문선희 박지인 권분옥 오정대 이소정
마케팅　박태훈 안현진

주　소　서울시 서초구 동광로 46길 6-6(반포4동 577-25) 문창빌딩 2층(우 06589)
전　화　02-3409-2055(대표), 2058(영업)
팩　스　02-3409-2059
전자메일　nurim3888@hanmail.net
홈페이지　www.geulnurim.co.kr
등록번호　제303-2005-000038호(2005. 10. 5)

정가 15,000원
ISBN 978-89-6327-301-3 14510
　　　978-89-6327-296-2 (세트)

출력·인쇄 성환 C&P 용지·에스에이치페이퍼 제책·동신제책

*이 책의 판권은 저작권자와 글누림출판사에 있습니다. 서면 동의 없는 무단 전재 및 복제를 금합니다.
*잘못된 책은 바꿔드립니다.
*이 도서의 국립중앙도서관 출판예정도서목록(CIP)은 서지정보유통지원시스템 홈페이지(http://seoji.nl.go.kr)와 국가자료공동목록시스템(http://www.nl.go.kr/kolisnet)에서 이용하실 수 있습니다.(CIP제어번호: CIP2016001186)

ⓒ 글누림출판사, 2016. Printed in Seoul, Korea

반드시 알아야 할 노인건강 생활 ④

근력·유연성 향상을 위한
노년 요가 프로그램

김웅철·육조영

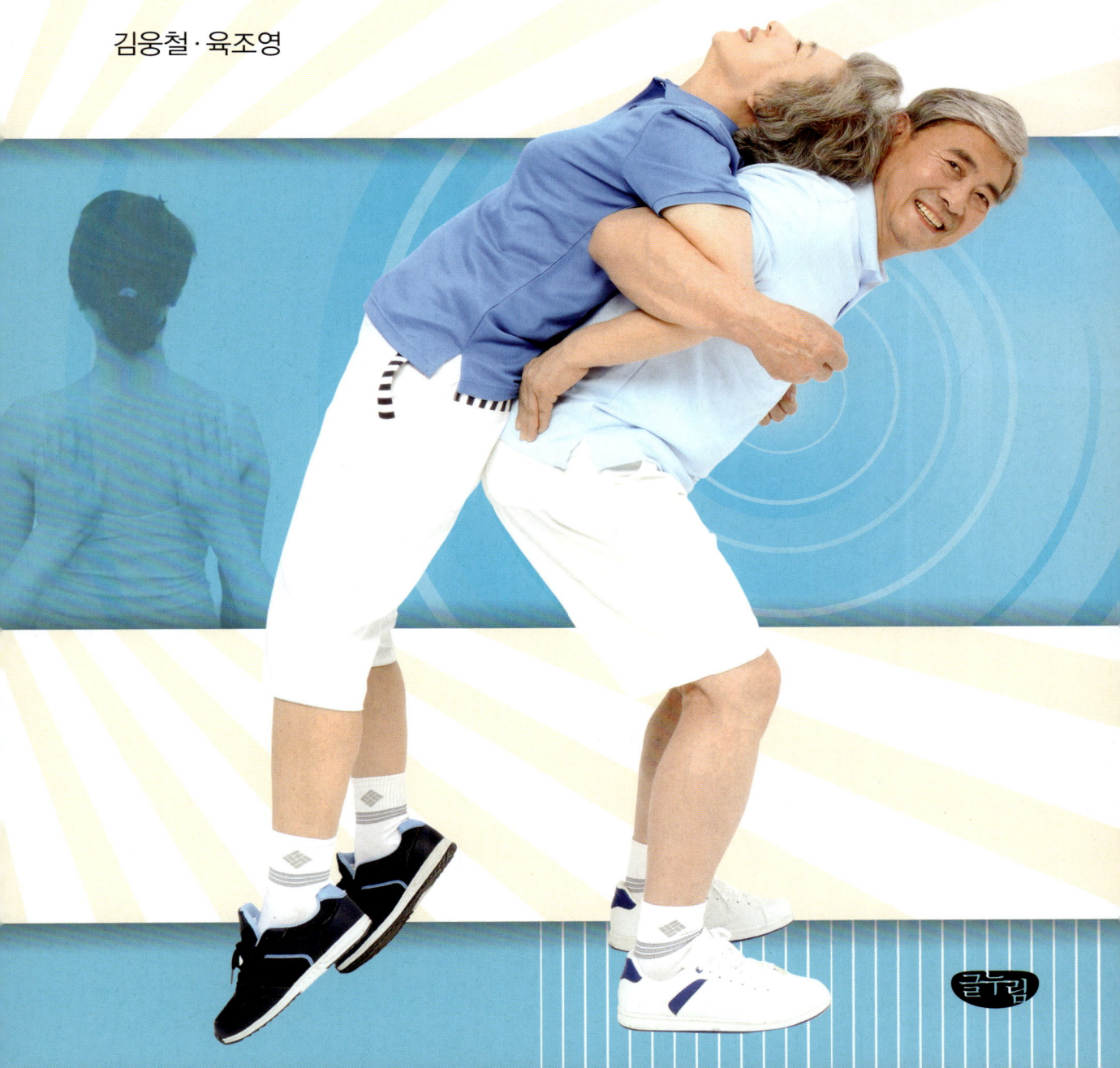

글누림

머리말

노년의 삶의 질은 정신과 신체의 조화로운 건강이 좌우한다. 심신이 조화로운 건강상태야말로 노년의 삶을 질적으로 보장하는 길이 된다는 점에서 노년을 맞은 이들에게는 간절한 이상이자 소망이다.

신체는 예상보다 빨리 노화를 시작한다. 자연상태에서 신체 노화는 20대 후반부터 시작된다. 이 시기부터 건강상태를 잘 조절한다면, 건강한 삼십 대를 맞을 것이고, 삼십 대의 건강이 결국 사십 대 건강의 토대가 될 것임은 더 말할 나위가 없다. 이렇게 보면, 오십 대의 건강이 육십 대의 건강으로, 칠십 대와 팔십 대 건강으로 이어진다는 것은 당연한 이치이다.

건강에 관한 허다한 격언이 있다. 하지만, 그것을 실천하지 않고서는 공염불에 지나지 않는다. 마술처럼 주문만 왼다고 새로운 삶이 만들어지는 것은 아니다. 건강을 위한 실행이 삶을 새롭게 만드는 전환점이자 건강한 삶의 초석이 된다. 건강은 건강한 습관에서 비롯된다. 이 책에서 건강을 위한 요가 프로그램을 제안하는 것도 그런 이유에서이다.

근력과 유연성은 신체를 지탱하는 두 개의 기둥에 해당한다. 근력이 몸의 기능을 유지하는 하드웨어라면, 유연성은 그 기능을 순조롭게 이행하는 소프트웨어이다. 그러니 근력과 유연성은 건강한 신체를 이끄는 마차의 바퀴에 해당한다.

하지만, 근력이든 유연성이든 오십 대를 넘어서면서 변곡점을 맞는다. 오십 대 이후 바쁜 가사와 노동에 시달리다 보면 어느새 근력 손실은 위험 수위를 넘어선다.

'오십견'이라는 말도 그냥 만들어진 게 아니다. 이 질환은 '오십 대' 이후 근력의 급속한 쇠퇴와 함께 생겨난 신체 이상의 구체적인 증상이다. 오십견의 고통은 밤잠을 설치게 만들고 삶의 질을 저하시킨다. 근력 쇠퇴와 함께 오는 것은 온몸이 뻣뻣해지는 신체의 유연성 상실이다. 신체의 유연성 상실은 신체 내부의 모든 장기들의 기능저하를 초래할 뿐만 아니라, 스트레스에 노출되면서 노인성 질환을 불러들이는 주요한 원인으로 작용한다.

그러니까, 근력과 유연성은 추상적인 의미의 건강이 아니라 매우 구체적인 건강의 척도이다. 질병에 대한 면역력 확보, 통증 완화, 활기차고 능동적인 삶을 가능하게 해주는 원동력이 바로 근력과 유연성이다. 바꾸어 말해 근력과 유연성은 노년의 삶을 더욱 자신 있게 만들고, 삶의 질을 높이며 풍요로운 삶으로 이끄는 관문에 해당한다.

오늘날 병원에서 진단과 외과적 시술로 질병을 이겨냈다고 해도 그것은 신체의 비상사태에 대한 임시처방에 지나지 않는다고 단언할 수 있다. 보약을 먹는 것도 마찬가지이다. 지친 심신을 달래는 선물이 삶의 활력으로 이어지는 것은 아니다. 근력과 유연성이 전제되지 않고서는 또다른 질환이 생길 가능성이 상존한다.

이 책은 4주간의 요가 프로그램으로 신체의 근력과 유연성을 높여 신체의 노인성 질환을 예방하고 면역력을 높여 질 높은 노년생활을 영위할 수 있게 했다. 이 책은 활기찬 노년의 삶에 필요한 심신의 두 바퀴가 근력과 유연성이라는 전제에서 출발하고자 했고, 그 수단으로 요가 수련을 선택했다.

요가는 인도의 오랜 수행법이다. 이 수행법은 언제 어디에서나 수행이 가능하다는 편의성 때문에 현대사회에 심신 건강을 유지하는 수단으로 각광받고 있다. 유연하고 탄탄한 신체는 핵심 근육 발달에서 시작되는데, 요가 수련의 대부분은 핵심근육 수련과 밀접한 연관을 맺고 있다.

책의 1장은 요가 수행에 필요한 개괄적인 내용을 담았고 신체에 대한 기본적인 이해를 돕고자 했다. 2장은 4주간의 요가 수행프로그램을 탄력 있는 몸매 만들기에 필요한 기본적인 전신 동작을 먼저 소개했고, 매끈한 허리와 복부 만들기에 필요한 부위별 효과가 극대화된 요가 동작을 소개하는 데 주안점을 두었다. 동작 하나하나가 신체 부위를 단련하고 질병에 대한 면역력을 높여 준다는 점 외에도 꾸준한 연습으로 젊은이들에 못잖은 근력과 유연성으로 제2의 인생을 새롭게 가꾸어보자.

요가 동작의 실제를 통해 심신이 조화되는 경험을 쌓아 자신감 넘치는 노년의 삶을 누리기를 바라는 것이 저자들의 소박한 마음이다. 어려운 출판 여건에도 선뜻 출간을 맡아준 글누림출판사 최종숙 사장님께 감사드리고, 난삽한 원고와 사진을 예쁜 장정으로 엮어준 편집진의 노고에 찬사를 보낸다.

2015년 12월
공동저자를 대표하여 육조영 삼가 씀

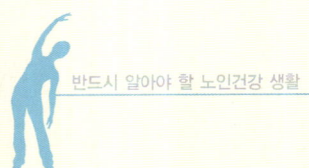
반드시 알아야 할 노인건강 생활

머리말 | 04

Section 1 요가로 유연하고 탄력있는 신체를 만들자

요가로 유연하고 탄력있는 신체를 만들자

01) 요가 수행 중 발생하는 문제들 • 12
02) 먼저 자신의 신체 적응능력(Physical Fitness)을 알고 요가 수련을 하라 • 15
03) 신체 적응능력이란 무엇인가? • 16
04) 신체 적응능력 향상법 • 18
05) 이상적인 몸매 • 27
06) 비정상적인 몸매 • 28
07) 곱사등 • 29
08) 평평한 등(平背)-흉추 과도만곡 • 29
09) 핵심 근육군을 강화하여 척추 배열을 회복한다 • 31
10) 골반지각연습 1 • 35
11) 골반지각연습 2 • 36

목차

Section 2　요가 4주 탄탄한 몸매 만들기

1. 요가 4주 탄탄한 몸매 만들기
    - 01) 한 주간 요가 시간표 • 40
    - 02) 연습 시 주의사항 • 42
    - 03) 머리운동 • 44
    - 04) 어깨 돌리기 • 47
    - 05) 옆구리 펴기 • 48
    - 06) 전, 후 신전 • 50
    - 07) 허리 돌리기 • 52
    - 08) 활보(弓步) • 54
    - 09) 바닥에 힘을 주면서 다리 들기 • 56

2. 튼튼하고 아름다운 허리 만들기
    - 01) 선박 되돌리기 체위 • 58
    - 02) 다리 구부려 반원 그리기 • 61
    - 03) 옆 막대기 식 • 65
    - 04) 옆으로 누운 자세에서 몸을 일으켰다 앉기 • 69
    - 05) 노 젓기 • 72

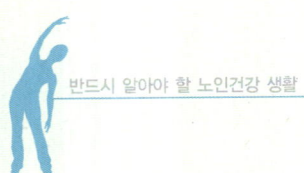
반드시 알아야 할 노인건강 생활

3. 탄탄한 복부 만들기

01) 두 다리로 원 그리기 • 76
02) 가위 체위 • 80
03) 평판 체위의 변화 체위 • 84
04) 공 굴리기 • 88
05) 반대방향 막대기 체위 • 91
06) 무릎 꿇은 자세로 뒤로 다리 들기 • 94
07) 무릎 꿇은 자세로 다리 옆으로 들기 • 98
08) 아래로 향한 견 체위 다리 들기 • 101
09) 꿇은 자세로 다리 들어 옆으로 구부리기 • 106
10) 선 자세로 다리 들기 • 110
11) 탄탄한 다리 만들기 • 114
12) 반월 체위 • 118
13) 선 자세의 금자탑 • 123
14) 옆으로 다리 들기 • 128
15) 외발로 서기 • 131
16) 측 신전 • 135
17) 척추 비틀기 • 139
18) 팔과 견관절 신전 • 143
19) 고양이 체위 • 146
20) 다리 신전 • 148
21) 정좌 • 152

참고문헌 • 154

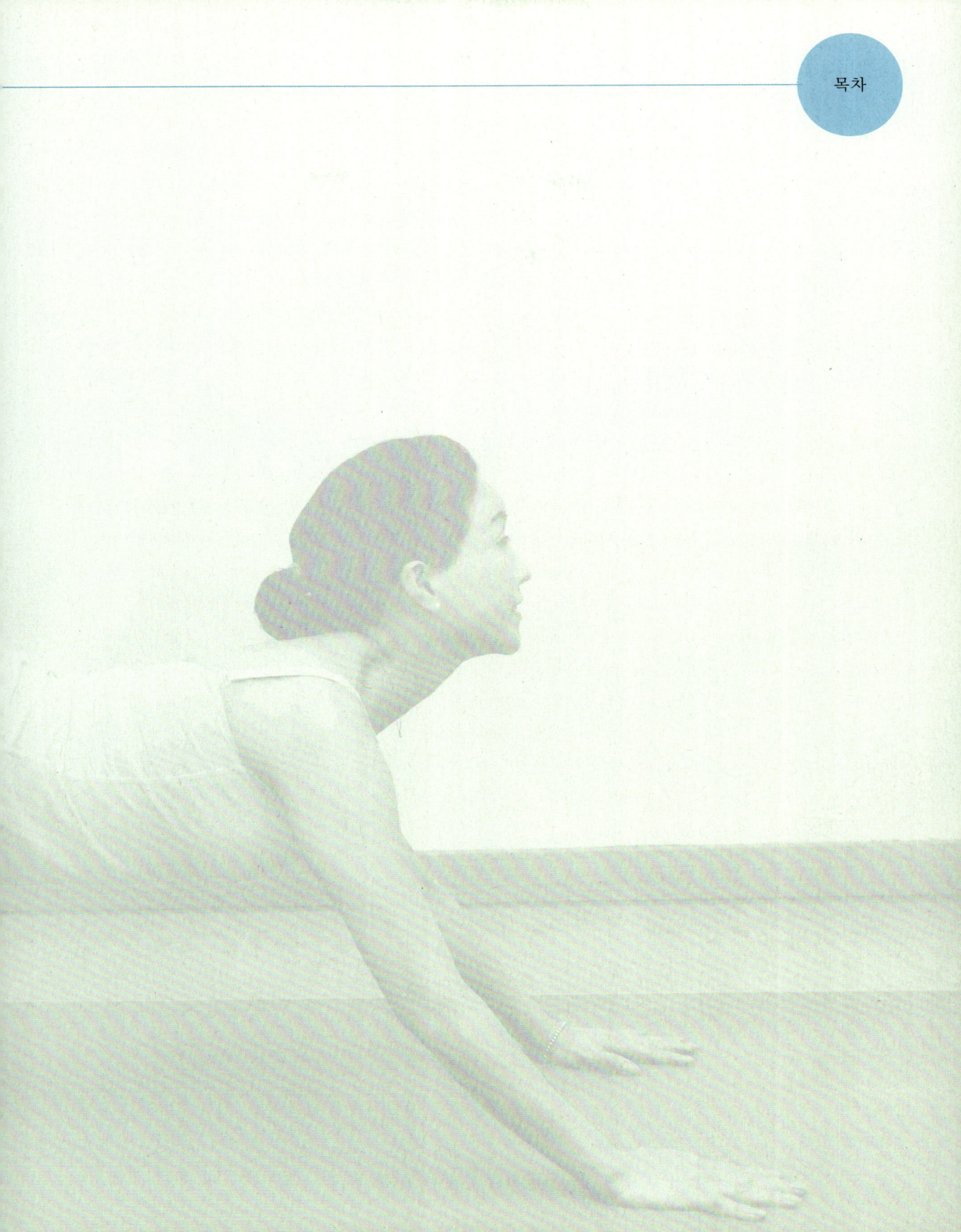

목차

5,000년 역사를 가진 요가는 본래 혼란한 마음을 조절하고 안정된 정신을 되돌리는 멘탈조정 효과를 발휘하며 발전하여 왔다. 요가는 멘탈 강화라는 측면만이 아니라 유연하고 탄력있는 체형, 각종 질병을 예방하는 자연치유의 수단으로 각광받고 있다.

반드시 알아야 할 노인건강 생활

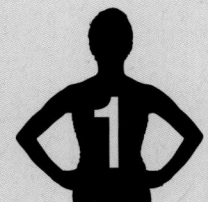

Section 1

요가로 유연하고 탄력있는 신체를 만들자

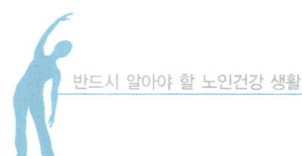
반드시 알아야 할 노인건강 생활

요가로 유연하고 탄력있는 신체를 만들자

요가의 효과 중에서도 빼놓을 수 없는 것이 호흡동작을 수행하면서 의식적으로 폐와 횡경막을 크게 사용하여 호흡법을 행하는 것이다. 혈액의 흐름을 원활하게 하며 신선한 혈액을 차례차례 전신에 흘려보낸다. 건강한 혈액은 몸의 세포를 활성화시키고 신체의 나쁜 부분을 스스로 치유할 수 있는 자연치유력을 높여준다. 호흡을 포함해서 연속적으로 동작을 행해가는 요가는 전신으로 호흡을 행하는 것이 의미가 있다.

요가는 ① 생리학적으로 신체의 적응능력을 강화하고 사람들의 기분을 상쾌하게 만들어줌으로써 활력 있고 생기 가득한 삶을 영위하도록 해준다. ② 해부학적 측면에서 보면, 요가는 척추 배열을 개선하고 신체의 평형중립 상태를 회복시켜주고 신체를 유연하고 가볍게 함으로써 골격 근육의 병리적인 변화와 질병 발생의 가능성을 낮추어준다.

③ 심리학적 측면에서 보면, 요가는 마음을 안정시켜 일상 생활에 대한 부담과 근심 걱정을 잘 조절해 줌으로써 심리적인 질병의 침습을 막아준다. 때문에 요가는 현대인에게 적절한 건강에 대한 근원적인 처방이고 유연하고 활력 넘치는 신체를 만드는 비법이자 일상의 부담을 해소시켜주는 명약이라 할 수 있다.

01 요가 수행 중 발생하는 문제들

요가는 일반적인 운동에 비해 운동 범위가 넓고 깊다. 그렇기 때문에 요가 수련을 하다가 본인이 부주의해서 상해를 입을 경우에도 신체적으로 위험한 상황이 생길 수 있다.

하지만 다음 몇 가지 문제들을 주의하면 부상의 위험 없이 요가수련을 즐길 수 있다.

1) 수련시간이 너무 길다

많은 사람들은 장기간 요가를 수련하면 탄력있고 유연한 신체에다 생리기능도 원활하다고 생각한다. 그러나 너무 지나친 것이나 모자란 것이나 모두 신체에 해롭다.

요가 수련은 매주 3~5회, 매번 60~90분 정도가 가장 적당하다. 이런 정도로 수행 시간을 지키면 늘 자신감과 신체의 유연함, 건강을 유지할 수 있다.

지나치게 많이, 지나치게 조금, 지나치게 빨리 요가 수련을 하면 오히려 신체 건강에 역효과를 초래할 수 있다. 요가 수련에서는 정확한 자세, 수칙, 지속적인 수행이 중요하다.

2) 유연성은 좋으나 근력은 부족하다

전통적인 요가수련에서는 신전을 강조한다. 요가 수련에서는 신체의 관절을 될 수 있는 한 최대로 신전할 것을 요구한다. 일반인들은 요가를 '몸을 꼬아서' '한 덩어리로 만드는', '과장된 여러 가지 동작'이라고 오해하는 경우가 많다.

그러나 신체의 유연성은 충분한 근육의 힘에 바탕을 둔 것이다. 관절이 활동범위가 큰 반면 근력이 모자라면, 신체 제어동작 능력이 떨어져 일상생활에서 활동할 때나 요가 수련의 체위법(體位法)을 수행할 때 관절을 압박하는 동작을 반복하게 되어 경추, 요추, 무릎 등 관절에 무리를 가해서 병리적인 변화를 초래할 수 있다.

그렇기 때문에 처음 요가를 수련하는 과정에서는 근력과 유연성을 함께 고려해야 한다. 다시 강조하면, 요가 수련 내내 신전만 고집하지 말

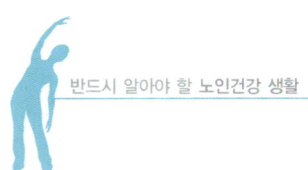

고 동작의 절반은 근육이 시큰거리고 조금 떨릴 정도로 무거운 물건을 일정시간 동안 들고 있는 것과 같은 감각을 느낄 만큼 단련해야 한다.

이 책에서 중근력훈련은 주로 허리, 복부, 엉덩이, 다리 등 근육에 맞추어 근력 강화를 하면서, 마지막 완화운동에 들어가면 신전과 근육을 풀어주는 연습을 하게 된다.

이러한 요가 프로그램 편성은 충분한 근력을 전제로 삼아 유연성을 강화하고 근육의 압력을 방출하는 단계에 진입하여 효율적으로 운동하고 유연하고 건강한 신체를 만드는 효과를 얻을 수 있다.

3) 척추와 요추를 과도하게 신전한다

요가운동 상해의 절반 이상이 경추와 요추에서 발생한다. 만약 장기간 동안 잘못된 신전을 하는 경우, 경추와 요추 두 부위의 가동범위가 크기 때문에 안전성이 떨어지면서 심각한 문제를 일으킬 수 있다.

척추에 문제가 생기면 한 부위의 통증만 생기는 것이 아니다. 척추는 중추신경 계통의 일부이기 때문에 전신의 모든 신경 전도를 제어한다. 경추나 요추가 손상되면 사지 마비나 전신 마비가 올 수 있으므로 요가 수련을 할 때에는 두 부위를 보호하는 데 각별한 주의가 필요하다.

핵심근육군의 훈련을 강화하여 척추를 효과적으로 보호하는 한편, 척추 신전의 폭에도 주의를 기울여야 한다. 예를 들어, 척추를 뒤로 신전하는 동작을 취할 때 절대로 목을 뒤로 꺾으면 안 된다. 경추 주위에는 근육이 적기 때문에 경부 위치를 제어하는 힘이 약하다. 때문에 뒤로 신전하는 동작을 취할 때 무의식적으로 경추를 뒤로 꺾게 된다.

척추를 뒤로 신전하는 정확한 자세는 반드시 척추를 자연스럽게 포물선이 되도록 만들어 척추 전체에 고르게 힘을 받도록 해야 한다. 만약 머리를 뒤로 꺾으면 경추가 한곳에 몰려 압박을 받아 쉽게 손상을 입을 수 있다. 일부 사람들이 이와 같이 오랫동안 연습했지만 문제가 별로 없었을지라도 손상의 위험은 상존하는 셈이다. 척추의 병리상 변화는 오랫동안 같은 동작의 반복이 축적된 결과이다. 뼈의 마모, 신경 전도의 문제가 일단 나타나서 의사를 찾는다면 이미 늦은 상태일 경우가 많다.

또한, 요추를 보호하는 것도 매우 중요하다. 뒤로 신전할 때에는 반드시 복근에 힘을 주어야 한다. 동시에 엉덩이를 당기고 복부를 안으로 집어넣어야 한다. 신체에 가해지는 모든 힘을 요추가 감당하도록 해서는 안 된다. 장시간 요추를 압박하게 되면 척추의 경우와 마찬가지로 심각한 상해를 입을 수 있기 때문에 특별한 주의가 필요하다. 요가 수련과정에서 요추에 무리가 생겼다고 느낄 때에는 일단 신전의 폭이나 각도를 줄여야지 결코 무리해서는 안 된다.

02 먼저 자신의 신체 적응능력(Physical Fitness)을 알고 요가 수련을 하라

건강은 양호한 신체 적응능력에 의해 좌우된다. 운동하지 않는 좌식(坐式) 생활자에 비해 양호한 신체 적응능력을 가진 사람은 어떤 일상생활에서 어떤 활동을 해도 한층 여유롭다.

간단한 예를 들어 보자. 양호한 심폐 적응능력이 있으면 층계를 오를 때 별로 숨이 차지 않을 것이다. 또한 양호한 근육적응능력이 있다면 무거운 물건을 들거나 길을 걸을 때도 별로 힘들지 않는다. 유연성이 좋은 사람은 관절을 쉽게 삐지[염좌] 않으며 동작의 제한을 받지 않고 자유로이 활동할 수 있을 것이다.

신체의 적절한 구성은 체지방이 많아 생기는 몸의 부담 없이 날렵하고 가벼운 몸 상태를 유지시켜 준다. 그렇기 때문에 신체적응능력을 강화하는 일은 건강을 유지하고 활력 넘치는 생활을 위해 어느 누구에게라도 필수적인 과제이다. 평소 자동차를 잘 점검하는 습관이 안전한 운전을 가능하게 해주듯이, 신체가 양호한 기능을 유지하려면 평소 운동하

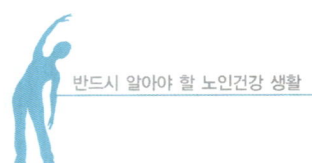

는 습관을 길러야 한다. 신체 적응능력을 최적의 상태로 유지하면 누구나 활력이 넘치는 일상생활을 유지할 수 있다.

03 신체 적응능력이란 무엇인가?

'신체 적응능력'이란 신체가 온도, 기후변화, 주위환경에 적응하는 능력을 말한다. 이 능력은 건강촉진이나 질병예방과 깊은 관계가 있다. 신체 적응능력은 심폐 적응능력, 근력, 근지구력, 유연성, 신체의 구성 등 다섯 가지 요소로 나누어 살펴볼 수 있다.

신체 적응능력이 뛰어난 사람은 여러 인체 기관의 기능이 상대적으로 발달해 있다. 때문에 일상생활에서도 쉽게 피곤해지거나 근력을 제대로 사용하지 못하는 현상이 없어서, 노년기에도 자유로이 독립적인 활동이 가능하다.

아래에서 다섯 가지의 신체 적응능력을 간단하게 설명하기로 한다.

1) 심폐 적응능력

심폐 적응능력은 심폐 지구력이라고도 한다. 인체의 심장, 폐, 심혈관 계통의 적응능력을 가리킨다. 심폐 적응능력이 강한 사람은 공기 중 산소를 조직세포로 골고루 보내고 이를 활용하는 능력이 뛰어나다. 때문에 심폐 지구력이 좋으면 일상생활의 신체활동에서 활력이 넘치며 쉽게 피곤해지지 않고, 쉽게 숨이 가쁘지 않으며 심장병, 고혈압, 중풍 등 심혈관 계통의 질병에 쉽게 걸리지 않는다.

2) 근육 적응능력

근육 적응능력은 근력과 근지구력을 포함한다. 근력은 근육이 어떤 힘에 저항할 때 나오는 힘을 가리키는데, 일반적으로 근육이 한번 수축할 때 생기는 힘의 최대치를 말한다. 한편, 근지구력은 근육이 근력을 사용할 때 지속적으로 힘을 쓸 수 있는 시간을 말한다.

근력과 근지구력을 양호하게 유지하는 생활은 건강을 촉진하고 상해를 예방하고 일의 효율을 높이는데 크게 도움이 된다. 그러나 근력과 근지구력이 함께 쇠퇴하면 일상 생활에서 수행하는 작업의 능력이 떨어져 쉽게 근육이 피로해지고 통증이 생긴다.

3) 유연성

유연성은 신체가 활동할 수 있는 동작의 범위를 말한다. 즉 지체가 관절을 중심으로 평면으로 이동하는 최대의 정도를 가리킨다. 양호한 유연성은 동작범위가 크고 신체가 자유자재로 각종 활동에 참가하며 쉽게 부상을 입지 않는다. 발목관절은 쉽게 접지를 수 있는 부위이다. 유연성이 좋은 사람은 관절의 가동범위가 넓어서 갑자기 취하는 동작에도 쉽게 접질리지 않는다.

4) 신체의 구성

신체의 구성은 신체 내 지방과 비(非)지방의 비례가 적절한 경우이다. 비만은 체내의 지방이 과다한 현상을 말한다. 신체 질량지수는 체중과 신장(키)으로 계산해낸 비만지수로서 신체의 구성을 가리킨다.

공식은: 신체질량지수(BMI)=체중/(신장)^2(kg/㎡)

▶ 미국스포츠의학회(ACSM)의 신체질량지수 등급표

등급	신체질량지수
체중부족	≦18.5
이상적	18.5~24.9
과중(주의사항공제)	25~29.9
비만	30~39.9
극비만	≧40

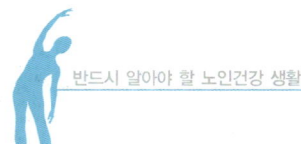
반드시 알아야 할 노인건강 생활

체지방 과다는 몸의 외관에도 영향을 줄 뿐만 아니라 운동능력을 떨어뜨려 일상생활에서 수행해야 할 작업이나 가사노동의 효율에도 많은 영향을 끼친다. 또한 체지방 과다는 여러 심혈관 질병도 유발한다. 예를 들면 고혈압, 당뇨병, 심장병 등이다. 절대로 비만을 가볍게 여겨서는 안 된다.

정상적인 식습관과 적당한 운동은 양호한 신체구성에 필수적인 요소이다. 그렇다고 해서 체중을 줄이려고 음식을 먹지 않거나 약을 남용하는 것은 건강을 해치는 행위이다. 적게 먹고 많이 운동하는 것이 체중 감소의 정상적인 경로이다.

체내의 수분, 적혈구, 광물질, 글리코겐과 단백질의 양을 유지하기 위해서 체중 감소의 양을 매주 1kg 정도로 설정하는 것이 좋다. 체중 감소의 속도가 너무 빠르면 도리어 신체에 나쁜 영향을 끼칠 수 있다.

신체구성이 이상적인 상태에 도달하였을 때 비로소 신체의 건강 상태를 확보할 수 있고 외관상으로도 신체의 균형이 잘 잡혀 있는 것으로 나타난다.

04 신체 적응능력 향상법

요가는 신체 적응능력을 향상시키기에 가장 적합한 운동이다. 요가는 신체 적응능력의 다섯 가지 요소에 가장 적절한 훈련 방식을 준비해 놓고 있다고 할 만큼 운동 효과가 다채롭고 그만큼 뛰어나다.

요가는 어떤 방식으로 신체 적응능력을 향상시키는 것일까.

1) 요가 호흡법으로 신체의 심폐 적응능력을 향상시키자

요가에서 정확하게 호흡을 하는 방법을 익히면 신체의 산소 흡입 능력을 향상시켜 효율적인 호흡이 가능해진다. 신선한 공기를 통해 산소를

Section 01

더 많이 흡입하여 전신에 공급하여 대뇌의 산소 함량이 높아지면 몸상태가 쾌적하고 더욱 활력 있는 생활이 가능해질 것이다.

숨을 들이마실 때 공기는 비강을 거쳐 기관과 기관지를 통과한 뒤 폐로 들어간다. 이때 횡격막은 아래로 내려가고 흉강의 공간이 커지면서 폐가 확장되어 폐포로부터 공기를 교환하는데, 폐는 산소를 흡입하고 이산화탄소를 배출시키는 작용을 한다. 숨을 내쉴 때에는 늑간근이 함께 움직이면서 횡격막이 위로 올라가고 흉강의 공간이 좁아지면서 이산화탄소와 같은 폐기를 몸 바깥으로 배출한다.

(1) 복식호흡

요가에서는 복식호흡을 강조한다. 복식호흡법은 신선한 공기를 실제로 복부까지 흡입하는 것은 아니다.

복식호흡법에서 숨을 들이마시면 횡격막을 천천히 내리면서 기체가 충분히 폐의 하단 부위까지 도달하도록 복강을 확장시키는 것이다. 또한 숨을 내쉴 때에는 복부를 안으로 수축시켜 폐기를 몸 바깥으로 완전히 배출하는 것이다.

복식호흡법이 잘못되면 숨을 들이마실 때 어깨와 흉강을 위로 올려 횡격막까지 따라서 올라가 호흡이 힘들게 될 뿐만 아니라 어깨에 힘이 들어가면서 풀어주지 못한다. 더욱 심한 경우 횡격막이 위로 올라가 공기를 충분히 폐로 흡입하지 못하게 되어 호흡이 얕아지면 복식호흡의 효과도 없어진다.

호흡조절을 통하여 정확한 복식호흡법을 터득할 수 있고 잘못된 호흡법을 점차 개선하면서 정확한 호흡 습관을 익힐 수 있다.

처음에는 신선한 공기를 충분히 들이마시기 어려워 적응이 잘 안되지만 자신도 모르는 사이에 복식호흡법을 몸에서 익힌 상태임을 알게 된다. 지속적인 훈련과 지도자의 올바른 지도가 정확한 복식호흡법을 익히도록 해주는 지름길이다.

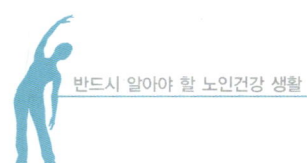
반드시 알아야 할 노인건강 생활

(2) 요가의 호흡조절 방법

　다음 방법으로 호흡을 조절하면 복식호흡법을 익히는 데 크게 도움이 된다.

① 숨을 들이마실 때 흉강과 등이 양쪽으로 확장됨을 느끼고, 늑골과 견갑골이 양쪽으로 확장됨을 느끼고, 복부를 부풀려 신선한 공기가 몸속 깊숙히 들어가도록 한다. 속도는 아주 천천히 하면서 마음 속으로 10초를 센다.

② 숨을 내쉴 때 복부를 안으로 수축시키고 흉강이 점차 줄어들면서 복부가 납작해질 때까지, 배꼽이 등에 닿는 느낌이 들 때까지 10초를 세면서 남은 공기를 모두 뱉어낸다.

③ 요가 호흡법에서는 숨을 내쉬는 동작을 중시한다. 숨을 내쉬는 동작은 근육을 풀어주고 잡념을 없애며 정서를 안정된 상태로 만들어 주기 때문이다. 숨을 내쉴 때에는 찡그린 미간의 긴장을 풀어주고 어깨를 풀어주며 잡념을 지우고 몸을 아래로 침전시킨다.

2) 바른 자세는 탄력있고 유연한 신체를 만드는 첫 걸음이다

　탄력있고 유연한 신체를 만들려면 반드시 바른 자세를 취하는 습관부터 만들어야 한다. 요가 수련을 열심히 하고 잘못된 자세와 습관을 바꾸면 이상적인 척추 상태를 점차 회복할 수 있다.

　먼저, 적절한 운동 습관을 가지면 핵심 근육군이 튼튼해지고 활력이 솟는다. 평소 가슴을 내밀고 배를 안으로 들여넣은 상태를 유지하면 자연스럽게 신체가 가벼워지고 탄력이 생긴다. 반면, 허리를 구부리고 등이 휘어진 상태에서는 아랫배가 나오지 않을 수 없다. 자세가 바르지 못하면 사람들이 보기에도 좋지 않을 뿐 아니라 본인의 외관도 좋지 않다. 또한 척추에도 변화를 일으켜 병을 만들 수 있다.

여자가 20대에는 몸매가 아름답지만 30세 이후에는 배가 나오고 어깨가 두꺼워지며 등이 점점 휘면서 노화현상이 나타나게 된다. 하지만 이러한 현상은 모두 바르지 않은 자세가 원인일 경우가 많다.

여성의 경우 25세 이후에는 신체의 기능이 점차 쇠퇴한다. 많은 피부보호제로 젊은 피부를 유지하려고 하지만, 이러한 노력을 규칙적인 요가수련으로 대체하면 유연하고 탄력있는 신체를 유지할 수 있다. 자세가 바르면 노화현상이 쉽게 나타나지 않는다. 때문에 요가수련을 지속하면 시간과 노력만큼 값진 대가가 있을 것이다.

(1) 탄력있고 유연한 신체란?

척추는 7개의 경추, 12개의 흉추, 5개의 요추, 선추와 미추로 구성되어 있다. 척추는 곧은 것이 아니라 완만한 S형 라인이다. S형 라인이란 경부가 앞으로 돌출되고 상배(上背)가 뒤로 돌출이 되어 있고 하배(下背)가 앞으로 돌출된, 3가지의 특징을 가지고 있다.

해부학의 측면에서 척추는 조금 펴지고(extension), 상배가 조금 굴곡져 있으며(flexion), 하배가 조금 펴진 상태이다. 이 구조는 스프링의 원리와 유사하다. 달리기를 하거나 점프를 할 때 척추의 S형 구조는 압력을 분산시켜 인체로 하여금 여러 가지 동작들을 무난히 완성할 수 있게 한다. 진동을 피하는 효과가 크다. 만약 척추가 젓가락처럼 곧으면 힘을 주어 진동시키면 쉽게 부러지거나 굽어들며 변형되기 쉽다.

건강한 척추는 매 부위의 신장과 굴곡의 각도는 전부 이상적인 상태에 있다. 그림A는 골격이 바로 정상적이고 양호한 상태이다. 그림A에서 머리로부터 발끝까지 땅과 수직되는 가상직선Y를 그려 볼 수 있다. Y선으로부터 자세가 정상적이고 양호한 중립상태에 있는지를 판단할 수 있다. 양호한 자세를 가진 사람은 인체횡단면으로 보면 Y선이 머리 정중앙으로부터 귓방울, 경추, 어깨 가장자리, 요추를 거쳐 골반 중앙, 무릎, 마지막에 종골을 통과함을 알 수 있다.

하지만 장시간 자세불량 혹은 근력부족으로 Y라인이 변형되면 그림B, C, D처럼 비정상적인 자세가 될 수 있다. 제때 개선하지 않으면 어깨와 경부가 아프고 허리와 등이 아프며 좌골신경통과 같은 문제가 생긴다.

아래 4가지 자세특징을 독자들에게 설명하고 자신의 자세가 어떤 경우인지를 판단하여 문제를 개선할 수 있다.

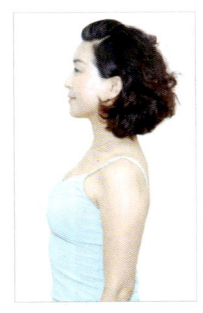 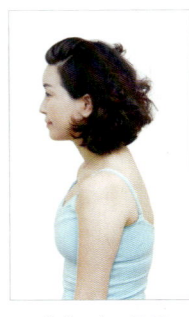 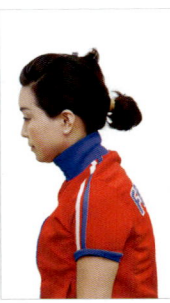 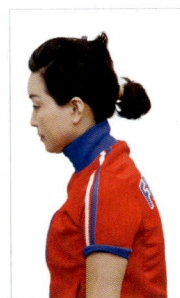

A 정상   B 흉추 과도굴곡   C 곱사등   D 평배
           -요추 과도신장   - 흉추 과도굴곡

(2) 심도 있게 신전하여 몸의 유연성을 높인다

흔히 이런 말을 듣게 된다. "나는 뼈가 너무 단단해서 요가는 할 수 없어." 이 말에는 두 가지 문제가 있다.

첫째, 뼈는 누구나 단단하다. 그렇지 않으면 큰일난다. 이 말은 근육의 인대가 뻣뻣하여 몸의 유연성이 부족하다는 것을 의미한다. 둘째, 요가는 신체의 유연성 부족을 개선하는 좋은 수단이다. 신체가 뻣뻣한 사람은 요가수련이 더욱 필요하다.

유연성이 부족한 사람은 근육인대의 신전운동이 크게 부족하여 생긴 결과이다. 학령 전 아동은 누구나 요가의 고수이다. 그들은 고 난이도 체위법을 쉽게 해낸다. **인체는 천성적으로 가동범위가 크다. 하지만 움직임의 부위나 방향이 적게 되면 자연히 뻣뻣해질 수밖에 없다.** 유연성을 높이기는 아주 쉽다. 계속 움직이기만 하면 된다.

요가는 유연성을 향상시키는데 효과가 크다. 요가의 다양한 동작들이 거의 대부분 신전을 위한 것이기 때문이다. 평소 활동이 부족한 근육인대를 훈련함으로써 경직된 신체를 모두 풀어준다. 연습을 하게 되면 유연성은 아주 빠르게 향상될 것이다. 그렇다고 해서 요가수련자는 절대 성급해서는 안 된다. 특히 심도 있는 신전동작 시에는 마음을 비우고 자기신체의 소리를 들으면서 근육의 신전을 크게 만들어야 한다.

요가는 유연성이 좋은 사람들의 특허물이 아니다. 유연성이 좋지 못하기에 신체가 쉽게 뻣뻣해지고 관절의 가동범위가 작아지기에 더 열심히 요가수련을 해야 한다. 유연성이 점차 떨어지게 되면 관절이 병리상 변화를 일으킬 수 있다. 예를 들면 강직성 척추염, 견주염 등이 생길 수 있다.

독자들은 반드시 자기 신체가 정상적이지 않게 뻣뻣해지는 것을 가볍게 여겨서는 안 된다. 요가 수련에서 많은 동작을 해내지 못하더라도 낙담할 필요는 없다. 유연성이 약해진 것은 하루이틀의 일이 아니므로 유연성이 회복되려면 그만큼 지속적인 노력이 필요하다. 대부분 유연성은 요가를 통하여 개선될 수 있다. 노력만 하면 반드시 크게 효과를 얻을 수 있을 것이다.

(3) 근육의 적응능력을 강화하면 탄력있는 신체라인을 만들어 낸다

요가의 동작 대부분은 전문적으로 근력훈련에 맞춘 동작이다. 이 책에서 소개하는 주요 동작은 근력훈련에 해당한다.

많은 여성독자들은 요가를 수련하면 팔다리가 굵어지지 않을까 걱정한다. 하지만 걱정할 필요가 없다.

근육수축의 형식은 '동적 수축'과 '정적 수축'으로 나뉜다. 동적 수축은 또 '향심 수축', '원심 수축' 등 형식으로 나뉜다. 이런 형식의 근육수축은 전부 근육훈련의 경로라고 할 수 있다.

헬스장의 시설 대부분은 동적 수축의 방식으로 근력과 근지구력의 훈

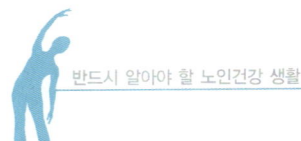
반드시 알아야 할 노인건강 생활

련 목적에 도달할 수 있도록 도와준다. 보디빌더들은 동적 수축훈련을 통하여 근육을 발달시킨다. 반면, 정적 수축은 또 '등장수축'(길이가 변하지 않는 수축)이라고 한다. 즉 근육의 장력이 발생할 때 근육의 길이가 변하지 않는 수축형식이다. 요가운동은 이런 형식으로 근력과 근지구력을 훈련한다.

요가수련 시 일반적으로 하나의 동작을 완성한 다음 움직이지 않고 호흡조절을 하며 근육은 움직이지는 않지만 지속하여 힘을 주고 있다. 때문에 수련자들은 근육이 떨리게 하는 동작에 머물러 있을 때 힘들다고 해서 포기하지 말아야 한다. 왜냐하면 이때야말로 몸을 만들 수 있는 가장 좋은 시점이기 때문이다.

여성에게 요가는 최적의 운동이다. 군살을 빼면서도 근육이 비대해지지 않게 매끈한 근육라인을 만들어 낸다. 요가수련을 생활화하면 50세, 60세, 70세가 되어도 근육이 처지지 않고 몸은 변형되지 않는다.

(4) 신체의 구성을 조정하고 지방의 축적을 막는다

유연한 돋매를 가지려면 체중이 유일한 표준이 아님을 알아야 한다. 1kg 근육은 자그마한 한 덩어리지만 1kg의 지방은 매우 큰 한 덩어리다. 때문에 여자들은 자기 체중이 1kg이 올라가거나 내려가는 변화를 개의치 말아야 한다. 이 1kg이 근육인가 지방인가 하는 것이야말로 관건이다.

키가 160cm이고 체중이 50kg인 두 여자가 있다고 하자. 한 여자는 운동을 하지 않고 한 여자는 규칙적인 운동을 한다. 두 사람의 체력은 뚜렷한 차이점을 가지고 있다. 운동을 하지 않은 여성은 근육이 처지고 보기에 조금 살쪄 보이나 규칙적인 운동을 한 여성은 근육밀도가 매우 높은 편이고 신체 라인이 탄탄하고 날씬해 보인다. 아름다움을 추구하는 여자들이 BMI(신체질량지수)의 수치를 정상범위 내로 유지시킨다면 경쾌하고 아름다운 몸매를 가질 수 있다. 만약 신체질량지수가 정상수

치보다 낮은데 오로지 체중감소만 하게 되면 도리어 건강을 해치게 된다. 체중이 감소하면서 월경불순, 내분비실조 등 문제를 초래할 수도 있다.

요가는 평소 운동할 수 없었던 많은 근육들을 훈련시킬 수 있다. 요가는 신체를 재조정하고 근육과 지방의 비례를 알맞게 하고 튀어나와야 할 곳은 튀어나오게 만들고 치켜올려야 하는 부위는 치켜올리게 하고 군살이 많은 부위는 부드럽고 건실한 근육으로 만들어준다. 요가를 일정한 시간 동안 수련하였다면 사람들은 당신을 날씬해졌다고 할 것이다. 옷을 입어도 여유가 있게 변한 것 같은 느낌이 든다. 하지만 체중은 감소되지 않는다. 이것은 신체의 구성이 최적화된 상태이기 때문에 이상하게 여길 필요가 없다.

(5) 유산소운동을 병행하면 체중감소에 효과적이다

당신의 체지방의 수치가 조금 높다면 규칙적인 요가수련이 당신의 건강을 개선해줄 수 있다. 당신이 과도비만이라면 요가수련 외에도 일주일치 운동처방에 '운동333'을 보태야 한다. 즉 일주일에 3차 규칙적인 유산소운동을 하는데 매회 30분 동안 지속하고, 심장 박동수는 매분 130차 이하를 유지한다.

유산소운동은 걷기, 달리기, 수영 등을 말한다. 이런 운동은 심장 박동수를 매분 130차 이상이 될 수 있게 해준다. 또한 운동 중에 심장 박동수를 유지할 수 있다.

일주일에 세 차례 규칙적으로 하는 유산소운동은 체지방을 감소하고 심폐적응능력을 향상시키는데 최적의 효과를 발휘한다. 비용을 들여서 스포츠댄스를 하지 않고도 집 근처 공원이나 학교운동장에서 30분 동안 (본인의 신체상태에 따라서 걷기나 달리기의 속도를 조절한다. 심혈관 질환이 있거나 노인은 천천히 걷기를 권한다.) 빨리걷기나 달리기를 한다면 좋은 효과를 얻을 수 있다.

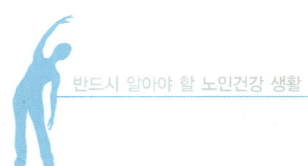

　매주 1, 3, 5일차에 유산소운동을 하고 2, 4, 6일차에 요가수련을 한다. 유산소운동이 끝난 뒤 요가수련을 한다. 만일 더욱 빠른 효과를 보려면 이 책에 제시한 시간표대로 할 것을 건의한다. 매주 5일의 요가수련을 유지하면 효과를 볼 수 있다. 이유여하를 불문하고 오늘부터 운동이 당신의 생활의 일부분이 되게 하라! 그러면 당신은 세계가 더욱 아름답게 느껴질 것이다.

　요가를 수련하기 전에 우선 자신의 몸상태부터 알아야 한다.

　오랜 기간 정확히 요가수련을 하게 되면 신체적응능력이 높아질 뿐만 아니라 자세를 개선하여 건강을 유지하고 심지어 건강을 회복할 수 있다.

　이렇게 되려면 요가 수련 전 우리는 먼저 자기의 몸상태를 알아야 한다.

　먼저 자기의 척추가 이상적인 배열상태인가를 확인해야 한다. 만약 늘 허리가 아프고, 등이나 어깨, 목이 아프면 척추의 모든 부위가 장기간 잘못된 자세에 처해 있었던 것으로 볼 수 있다.

　본 장에서는 독자들이 어떻게 자기의 몸상태를 평가하는지를 알려준다. 독자들은 거울 앞에 옆으로 서서 스스로를 평가할 수 있다. 하지만 제일 좋은 방법은 가족과 친구들과 상호평가를 하는 것이다. 자기의 문제를 알게 된 다음 요가수련으로 교정을 해야 할 뿐만 아니라 일상생활에서도 앉으나서나 정확한 자세를 유지하도록 수시로 일깨워 주는 것이 좋다.

05 이상적인 몸매

이상적인 몸매(IDEAL ALIGNMENT)를 판단하는 것은 그리 어렵지 않다. 아래에 제공한 몸매의 특징과 평가방법에 따라 자신의 몸매를 쉽게 판별해낼 수 있다. 중요한 것은 수시로 자기가 이런 자세를 유지하게끔 일깨워주는 것이다. 그래야만 신체를 가볍고 쾌적한 상태로 유지할 수 있고 건강에도 좋다.

- **두부 위치** 중립, 앞이나 뒤로 기울지 않는다.
- **경추 위치** 조금 앞으로 휘어져 있다. 휘어진 라디안이 정상이라면 수직선이 귀볼과 어깨의 최상단을 지난다.
- **견갑골 위치** 손바닥을 두견갑골에 대었을 때 손바닥은 평평하여야 한다. 그리고 견갑골과 척추의 거리는 약 세 손가락 너비 만해야 한다. 이 부분의 평가는 가족이나 친구의 도움을 받아 진행한다.
- **흉추 위치** 조금 뒤로 굽은 상태이다.
- **요추 위치** 조금 앞으로 굽은 상태이다.

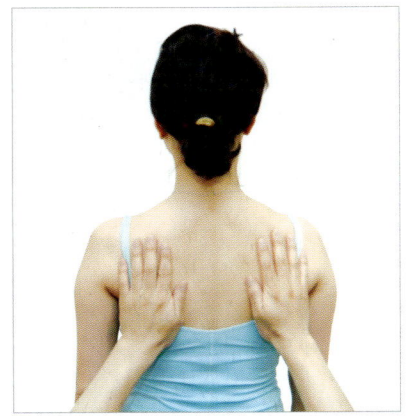
▶그림1 정상적인 견갑의 위치: 손바닥을 견갑에 대었을 때 두 손바닥은 평하다.

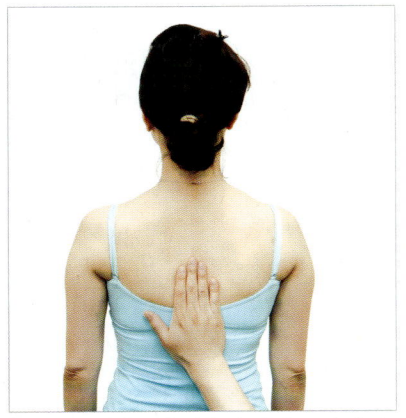
▶그림2 견갑골과 척추의 거리는 약 세 손가락 너비 만하다.

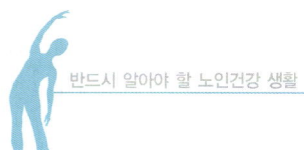

- **골반 위치** Y선이 골반 중앙을 통과한다.
- **고관절 위치** 중립, 굴곡과 신장이 없다.
- **무릎관절** 중립, 굴곡과 신장이 없다.
- **발목관절** 중립, 다리와 발바닥이 수직, 수직선이 종골을 통과한다.

06 비정상적인 몸매

흔히 볼 수 있는 비정상적인 몸매로는 아래의 세가지가 있다. 자아감별의 방법에 대한 설명은 아래와 같다.

흉추 과도만곡 – 요추 과도신장
KYPHOSIS – LORDOSIS POSTURE(척추후만증 – 척추전만증 자세)

- **두부 위치** 앞으로 기울다.
- **경추 위치** 과도신장.
- **견갑골 위치** 견갑이 외전(外展)하였다.
- **흉추 위치** 과도굴곡, 우리가 늘 말하는 곱사등이다.

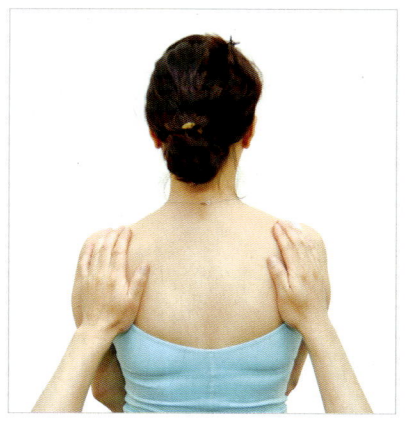

▶그림1 손바닥을 각각 두 견갑골에 갖다 대었을 때 손바닥이 바깥으로 기운다.

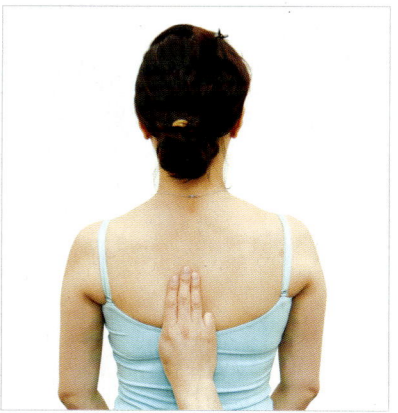

▶그림2 척추와 견갑골의 거리가 너무 멀다.

- 요추 위치 과도신장, 이는 흉추 과도굴곡으로 인해 생긴 것인데 척추가 기립자세의 평형을 유지하려고 이런 조절을 한 것이다.
- 골반 위치 앞으로 기울다.
- 고관절 위치 굴곡, 골반과 대퇴의 협각이 작다.
- 무릎관절 조금 신장하였다.
- 발목관절 조금 굴곡하였다.

07 곱사등

- 두부 위치 앞으로 기울었다.
- 경추 위치 과도 신장하였다.
- 견갑골 위치 견갑이 외전하였다.
- 흉추 위치 과도굴곡, 굴곡 정도가 앞의 정황보다 완화 되었다.
- 요추 위치 곧고 평하다.
- 골반 위치 뒤로 기울다.
- 고관절 위치 신장, 골반과 대퇴의 협각이 크다.
- 무릎관절 신장.
- 발목관절 중립.

08 평평한 등(平背)-흉추 과도만곡

- 두부 위치 앞으로 기울다.
- 경추 위치 과도 신장하였다.
- 견갑골 위치 견갑이 외전하였다.
- 흉추 위치 상반부 과도굴곡, 하반부 곧고 평하다.
- 요추 위치 곧고 평하다.
- 골반 위치 뒤로 기울다.

- **관절 위치** 신장, 골반과 대퇴의 협각이 크다.
- **무릎관절** 신장.
- **발목관절** 굴곡.

 자아평가 후 자기 몸매에 문제가 있음을 발견하더라도 걱정할 필요가 없다. 아래의 장 절에서 요가가 자세를 개선하고 척추병리상 변화를 극복할 수 있기 때문이다.

 만일 평가결과가 이상적이라면 지금부터 요가를 시작하기 바란다. 그러면 건강한 몸매를 노년까지 가지고 갈 수 있다. 이상적인 몸매라고해서 방심하면 안 된다. 지금 이상적이라 하더라도 영구적이라고 할 수는 없기 때문이다. 노화, 질병, 스트레스 등 여러 가지 원인으로 몸매에 이상이 올 수 있는 것이 삶이다. 아래 내용 중에서 일련의 척추보양, 튼튼한 몸매 만들기 수업이 지속적으로 양호한 자세와 유연한 몸매를 만들 수 있게 도와줄 것이다.

▶ 핵심근육군의 제시도(전면) - 외복사근, 복직근, 대퇴직근, 외측광근, 내전근
▶ 핵심근육군의 제시도(후면) - 중둔근, 대둔근, 내전근, 대퇴이두근, 외측광근

- **요가로 자세를 교정한다.**

 본 단원에서는 척추와 요가의 관계를 설명하려고 한다. 또한 요가가 어떻게 바르지 못한 자세를 교정하여 관련 질병을 예방하고 신체의 불편한 증상을 개선하는 목적에 도달할 수 있는가에 대해서도 설명하려고 한다.

09 핵심 근육군을 강화하여 척추 배열을 회복한다

핵심근육군은 흉부 이하 무릎 이상의 근육을 포함한다. 주요한 대 근육군은 복근, 대둔근과 대퇴앞쪽의 대퇴사두근 등이다. 튼튼한 핵심근육군은 정상적이고 양호한 자세를 유지해주고 골반이 앞으로 기울거나 흉추가 과도만곡, 요추가 과도신장 등의 불량자세를 개선하도록 해준다. 이러한 불량자세는 바로 어깨, 경부, 등, 허리통증을 유발하는 주범이다.

핵심근육군의 힘이 모자라면 척추가 정상적이고 자연스러운 배열을 유지하기 어렵고 척추에 많은 부담을 준다. 장기간 불량한 자세가 개선되지 않으면 척추배열은 지심인력의 관계로 신체자세에 따라 바뀌게 된다. 이렇게 되면 몸매가 아름답지 못하고 아랫배가 튀어나온다. 나쁜 자세가 오래 지속되면 척추간판탈출, 뼈에 가시가 생기는 병 등 앉기도 서기도 불편한 척추 질환이 생기게 된다. 때문에 자기의 신체구조를 파악하고 수시로 자신의 신체상태와 자세 교정에 주의를 기울이는 것은 아주 중요하다.

다음 장에서 소개할 동작은 핵심근육군을 강화하기 위하여 편성한 것이다. 만약 당신이 서거나 앉거나 할 때 가슴을 펴고 아래 배를 넣는 동작이 힘들고 허리를 구부리고 등이 휜 자세가 편하다면 이 책을 따라서 요가수업을 시작하라!

요가수련을 지속하면 아래와 같이 척추에 도움이 된다.

- 척추 주변 근육을 강화하고 척추를 보호하며 척추가 받는 압력을 감소시킨다.
- 비틀고 옆으로 신전하고 앞뒤로 만곡하는 등 동작의 연습은 척추로

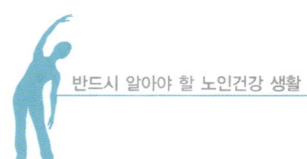
반드시 알아야 할 노인건강 생활

하여금 전면적인 신전을 적절히 받아들이도록 해서 척추의 유연성을 유지하고 변형과 협착을 개선해준다.
- 이미 척추에 문제가 있는 사람은 장기간의 요가수련을 통하여 건강을 회복할 수 있다.

- **골반의 중립을 유지하고 복근을 강화한다.**

　척추가 이상적인 배열일 때 골반은 자연히 중립위치를 유지하게 된다. 이런 상태일 때 사지도 양호한 상태로 회복될 수 있고 이상적인 몸매를 유지할 수 있다. 골반은 체형의 유지와 맵시 유지에 가장 중요한 역할을 수행하는 부위이다.

　골반의 정확한 위치는 바닥과 평행된다. 다시 말해서 상전장골극과 상후장골극의 높이가 같아야 한다. 상후장골극이 상전장골극보다 높으면 우리는 골반이 앞으로 기울었다 하고, 반대로 상전장골극이 상후장골극보다 높으면 골반이 뒤로 기울었다고 한다. 골반이 앞으로 혹은 뒤로 기우는 것은 복근의 힘이 부족하기 때문이다.

　간단한 예를 들면 많은 여성들이 하이힐을 신으면 날씬해 보이고 엉덩이도 들린 상태로 보인다. 그런데 엉덩이는 왜 들려 보이는 걸까? 그것은 골반이 앞으로 기울었기 때문이다. 하이힐을 신으면 발뒤꿈치를 높게 받쳐주기 때문에 신체는 직립을 위하여 골반이 조절을 하지 않으면 안 된다. 이때 복근의 힘이 부족하게 되면 골반은 앞으로 기울고 요추의 신장이 증가하면서 요추에 과다한 압력이 가해지고 오래되면 요통을 유발한다. 때문에 엉덩이가 치켜 들려서 좌우로 움직이면 보기에는 좋을지 모르나 나이가 들어갈수록 체형의 변화가 심해지고 관절염, 류마치스 등의 진행이 빨라지면서 고생하게 된다.

　하이힐을 신을 때 꼭 엉덩이에 힘을 주고 배를 안으로 들여넣어야 한다. 핵심근육군을 안정시키고 복근의 힘으로 신체의 중립을 유지해야 한다. 복근이 강력해야 골반도 쉽게 정상적인 위치로 돌아오게 되며 걸을 때 골반이 좌우로 흔들리지 않고 요추가 편해지면서 건강한 삶을 영위할 수 있다.

　골반이 뒤로 기우는 것은 장시간 불량한 앉는 자세와 밀집한 관계가 있다. 많은 사람들이 허리와 등을 굽히고 앉아 있는 경우가 많다. 이때 골반이 뒤로 기울고 복근이 신체를 지탱할 힘이 없어서 척추는 완화한 S형에서 C형으로 변형된다. 복근이 힘을 쓰지 않으면 그 힘은 척추로 옮겨가게 된다. 이것이 바로 오래 앉아 있으면 허리와 등이 아프게 되는

▶그림A
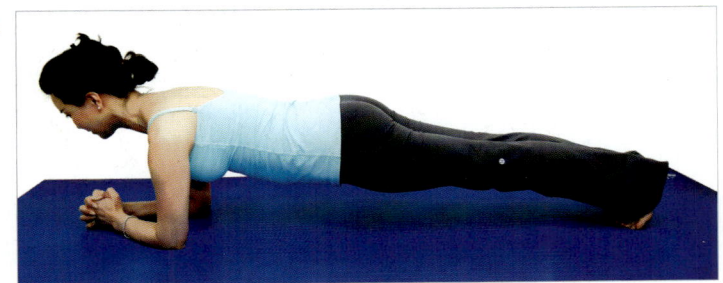

▶그림B
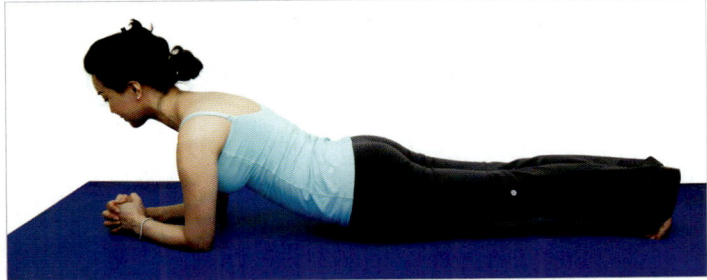

▶그림C
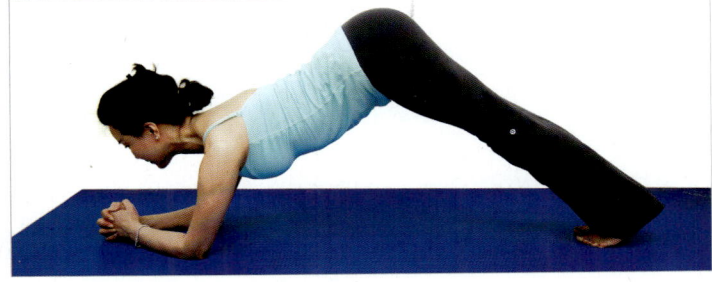

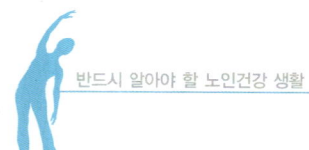 반드시 알아야 할 노인건강 생활

원인이다. 습관이 되어서 오랜 시간이 지나게 되면 척추와 골반의 배열이 신체의 자세에 따라 변형되고 신체에서는 동통이 생기게 된다. 때문에 앉아 있을 때 반드시 배를 집어 넣고 좌정함으로써 척추의 정상적인 굴곡을 유지하여야 한다. 실은 특별히 신경을 쓰지 않아도 괜찮다. 일정한 시간의 요가수련은 핵심근육군의 힘을 증가시키고 가슴을 내밀고 배를 거두는 것도 아주 쉬워질 것이다. 건강한 자세도 습관이다.

　요가의 동작훈련은 핵심근육군을 강화하여 골반을 중립 위치를 유지하게 해주면 골반이 앞 또는 뒤로 기우는 등 나쁜 자세를 고칠 수 있다. 아래의 동작들을 연습하기 전에 반드시 먼저 골반이 정확한 자세를 유지하고 있을 때의 감각을 알아야 한다. 그렇지 않으면 도리어 요추의 상해를 초래하게 된다.

　예를 들어 평판식을 연습할 때 응당히 엉덩이를 끼고 배를 들여넣어야 골반으로 하여금 중립을 유지할 수 있어 핵심근육군의 훈련 효과를 가져 오게 된다(그림1). 그러나 복근이 적당히 힘을 주지 않으면 허리가 내려 앉아 골반이 앞으로 기울게 된다(그림2). 이때 핵심근육군의 훈련 효과와 요추를 보호하는 효과를 달성하지 못할 뿐더러 도리어 요추에 과다의 압력을 주어 상반되는 효과를 가져 오게 된다.

　엉덩이를 들어올리면(그림3) 요추는 압박하지 않지만 힘주는 곳이 양팔로 옮겨와 목표근육에 있지 않기 때문에 훈련효과를 달성할 수 없다. 때문에 체위법을 연습할 때 반드시 골반이 중립을 유지하게끔 주의를 기울여야 좋은 훈련효과를 얻을 수 있다.

　이어서 소개하는 골반 지각연습은 자신의 골반위치를 알게 만들고 엉덩이에 힘을 주고 배를 들여넣어서 골반이 중립이 되는 감각을 의식하도록 도와줄 것이다.

　아래의 동작으로 본인의 골반이 중립자세에 있는지를 검사해보자.

10 골반지각연습 1

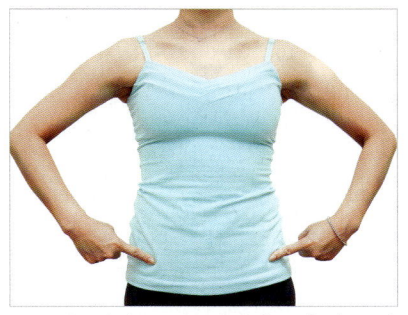
▶그림1 시지(示指)를 본인의 골반 앞쪽 최상단(전상장골결절)에 갖다댄다.

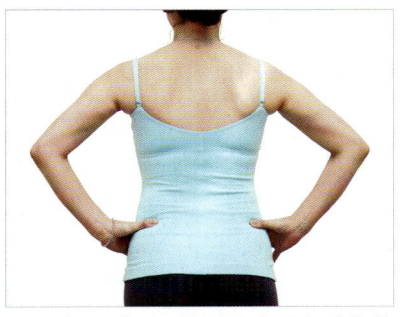
▶그림2 모지(母指)를 본인의 골반 뒤쪽 최상단(후상장골결절)에 갖다댄다.

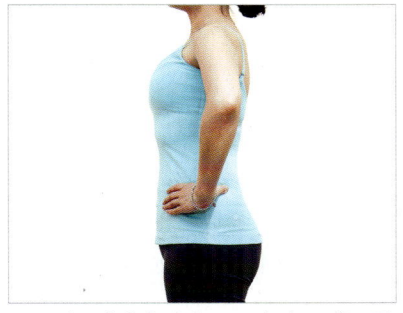
▶그림3 자신의 지복(指複)이 안고 있는 몸을 대야의 물이라고 상상한다.

   정상적인 자세의 사람은 대야에 담긴 물이 잔잔히 있는 상태와도 같다. 만약 대야의 물이 앞으로 기울거나 뒤로 기울었을 때 당신의 자세는 올바르지 않다는 것을 의미한다. 핵심근육군의 힘이 모자라면 때로 등 아래쪽이 뻐근함을 느낄 것이다. 그러나 걱정할 필요는 없다. 핵심근육군의 훈련은 당신의 자세를 개선할 뿐만 아니라 골반을 정상인 상태로 회복시켜 등과 허리가 뻐근한 증상을 개선하는 최적의 운동처방이다.

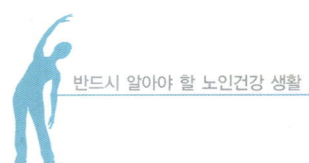
반드시 알아야 할 노인건강 생활

지속적으로 훈련하면 노년이 되어서도 탄력있는 몸매와 건강을 가져다 줄 것이다.

11 골반지각연습 2

골반지각연습은 엉덩이에 힘을 주고 배를 집어넣는 요령을 반복하여 핵심근육군 훈련 시 잘못된 동작을 예방함으로써 일석이조의 효과를 얻을 수 있게 해준다.

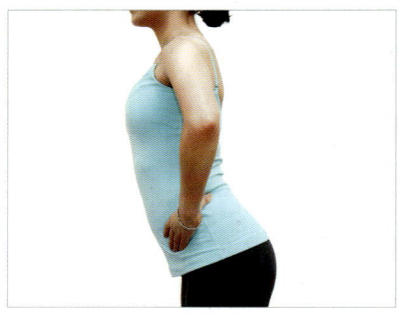
▶그림4 양손을 골반에 대고 엉덩이를 약간 위로 드는 느낌으로 선다.

① 준비동작 : 그림4와 같이 양손을 자기 골반에 갖다댄다.
② 숨을 들이쉴 때 의도적으로 대야의 물을 앞으로 붓는 자세를 취한다.(몸은 움직이지 말고 엉덩이를 위로 치켜든다. 그림1과 같다)
③ 내쉴 때 원래의 자세를 회복한다.

엉덩이를 끼고 배를 들여넣는다는 것은 바로 이런 감각이다. 골반이 원위치로 돌아갔을 때 복부와 엉덩이가 단단해진 상태를 발견할 것이다. 이것은 힘이 핵심근육군에 집중되어 척추가 쓸데없는 압박을 받지 않게 하는 상태를 뜻한다.

요가를 생활에 적용해서 척추질병을 예방하자.

척추병리상 변화의 원인은 광범위하다. 유전자, 돌발사건 등과 같이 피할 수 없는 원인에서 생긴 척추질환은 전문의의 조언을 받는 외에 요가가 보조적인 재활수단으로 활용할 수 있다. 예를 들면, 얼굴색이 변하

Section 01

　는 강직성척추염, 척추간판탈출도 일찍 발견하고 치료하면 척추 주위의 근육군을 강화하여 점차 문제를 개선할 수 있다.

　많은 경우 척추문제는 자세불량에서 비롯된다. 예를 들면 견관절주위염, 척추유착, 척추측만 등이 있다. 대다수의 사람들은 업무 때문에 장기간 동일한 동작방향을 고정해야 하므로 병이 생기기 시작한다. 컴퓨터를 장시간 사용한다든가, 책을 읽는다든가, 가정 일을 하는 등 모든 동작은 다 가슴을 움츠리고 몸을 앞쪽으로 기울인 동작이다. 만약 반대방향으로의 신전을 정상적으로 하지 않고 신체를 풀어주지 않으면 척추와 견갑골 배열이 변하기 때문에 관절의 가동범위가 작아져 몸이 결리고 통증이 생긴다. 미세한 뼈근함이라도 무시하게 되면 활동할 때마다 통증을 느끼게 되고 계속 방치하면 아파서 그 부위를 움직이지도 못할 수도 있다. 오래가면 동통이 쌓여서 질병이 되는 것이다. 동통의 초기에 이런 문제를 해결해야 한다. 통증의 원인을 일찍 발견하고 개선할 방법을 찾았더라면 척추 병리상의 변화는 피할 수 있었을 것이다.

　자세 문제가 경미하다면 이상적인 자세의 몇 개 요점에 따라하면서 조절하고 평소 일상생활에서 앉으나서나 자신의 자세에 주의를 기울이며 매주 3회 이상의 요가수련(핵심근육군의 훈련)을 하면 뚜렷하게 개선될 것이다.

　만약 본인의 자세가 앞서 서술한 3가지 불량자세에 가깝다면 전문가의 협조를 받을 것을 권한다. 요가와 필라테스(PILATES)의 동작은 척추의 문제를 개선할 수 있게 해준다. 불량자세가 신체의 통증을 유발하고 나서야 약을 복용하고 의사를 찾아서는 안 된다.

4주 요가를 시작하기 전 꼭 다음과 같은 질문을 던지고 실행하라

1. 요가에 필요한 물건이 있는가?
   - 특별한 것은 없고 미끄러지지 않는 매트만 있으면 된다.
2. 몸이 유연하지 않아도 되는가?
   - 무리하지 말고 할 수 있는 범위 내에서 동작을 시작하면 된다.
3. 몸의 상태(컨디션)가 나쁠 때에도 괜찮은가?
   - 몸의 상태가 안좋으면 피하는 것이 좋다.
   - 컨디션을 끌어올린 후 요가 수련을 하라.
4. 언제 수련을 하면 좋은가?
   - 공복 시에 효과가 최고이며 아침과 취침 전도 무방하다.
5. 어디서 수련을 하면 좋은가?
   - 신선한 공기를 마실 수 있는 곳이면 최상이다.
6. 어떤 복장이 좋은가?
   - 움직이기 쉬운 복장이면 무슨 옷이든 상관없다.

반드시 알아야 할 노인건강 생활

Section

요가 4주 탄탄한 몸매 만들기

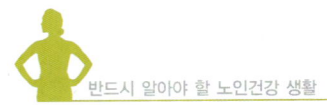
반드시 알아야 할 노인건강 생활

1. 요가 4주 탄탄한 몸매 만들기

요가는 매력있고 탄탄한 몸매를 유지시켜줄 뿐만 아니라 노화를 예방하고 행복한 삶을 영위하도록 해준다. 요가는 신체의 여러가지 부조화 현상을 해소시켜 주는데도 큰 도움을 준다. 위장, 어깨결림, 요통 등 신체의 자율신경 부조화에도 요가수련이 효과가 있다는 연구보고가 적지 않다. 요가는 자율신경의 통로에 있는 배골과 지배하고 있는 움직임을 정상화하고 자세를 교정하여 올바른 체형을 유지하는데도 큰 역할을 수행한다.

2장에서는 특별히 자세교정 과정을 소개하고자 한다. 주 운동은 허리, 복부, 엉덩이, 다리 등 부위의 근력훈련을 강조한다. 장기간 규칙적으로 연습하면 근력을 향상시킬 뿐만 아니라 평소 주어지는 부하가 척추에 가하는 압력을 감소시킬 수 있다. 척추가 정확히 배열을 유지하면 유연한 자세, 올바른 체형도 유지할 수 있다.

완화운동은 신체의 굳은 상태를 풀어주는 동작이다. 다섯 가지 동작을 순서에 따라 완성해야 한다. 여러 방향으로 척추와 각 부위 관절을 신전하면 유연성을 증가시키고 압력을 줄여 피로를 해소하며 질병을 예방할 수 있다.

01 한 주간 요가 시간표

여기에서 제공하는 한 주간의 시간표는 5일간의 운동 계획표이다. 가장 중요한 것은 허리, 복부, 엉덩이, 다리 등 부위를 하루 내에 전부 트레이닝할 수 있다는 것이다. 장기간 연습하면 자세를 바꾸고 신체라인을 반듯하고 유연하게 만들 수 있다.

지금부터 요가운동을 시작해 보자.

Section 02

- 요가 시 호흡법
- 요가에서 가장 중요한 것은 호흡이다. 정확한 호흡은 면역력을 증강시켜 줄 뿐만 아니라 부조화된 체형 및 마음을 조절해 준다.

	월요일	화요일	수요일	목요일	금요일	토요일	일요일
준비운동							
주 운동	허리: 배 되돌리기 체위	다리: 나무의 변화 체위	휴식일	엉덩이: 무릎 꿇은 자세로 뒤로 다리 들기	엉덩이: 선 자세로 다리 들기	다리: 금자탑 모양으로 선 자세	휴식일
	허리: 다리 구부리고 반원 그리기	다리: 금자탑 모양으로 선 자세		엉덩이: 무릎 꿇은 자세로 옆으로 다리 들기	다리: 반월 체위	다리: 외발로 서기	
	복부: 공굴리기 운동	엉덩이: 선 자세로 다리 들기		복부: 양다리로 원 그리기	엉덩이: 아래로 향한 견(犬)체위	허리: 옆으로의 막대기 체위	
	엉덩이: 무릎 꿇은 자세로 뒤로 다리 들기	엉덩이: 아래로 향한 견(犬)체위		허리: 옆으로 누운 자세에서 일으켰다 앉기	복부: 평판 체위의 변화 체위	엉덩이: 무릎 꿇은 자세에서 다리를 옆으로 구부리기	
	엉덩이: 무릎 꿇은 자세로 옆으로 다리 들기	엉덩이: 평판 체위의 변화체위		복부: 가위 체위	허리: 다리 구부리고 반원 그리기	허리: 배 되돌리기 체위	
	다리: 반월 체위	허리: 노 젓기		다리: 옆으로 다리 들기	복부: 가위 체위	복부: 반대방향으로의 막대기 체위	

02 연습 시 주의사항

요가 운동계획은 수련을 진행하도록 해주는 지침이다. 요가수업을 하는 것처럼 매번 요가연습은 준비운동부터 완화운동까지 약 한 시간정도 걸린다. 일주일에 3~5차례가 제일 적합하다. 7일 중 휴식일은 간격을 두는 것이 좋다. 이 시간표는 평균 하루 동안 허리, 엉덩이, 다리 등 각 부위의 동작을 연습하도록 했고 동작의 난이도와 동작의 평균 강도에 따라 한번이나 두 번 반복할 수 있다.

시간표에 따른 운동계획에 익숙해지면 자유롭게 계획표를 짜서 허리, 복부, 엉덩이, 다리 등 부위의 동작에서 각기 한두 가지 동작을 더 선택하여 연습할 수 있다. 국부적으로 강화하려는 부분은 몇 가지 동작을 더 선택하여 자기의 전속시간표에 편성할 수 있다. 하지만 주의할 점은 준비운동과 완화운동의 동작은 전부 필요하다는 것이다. 이 두 과정을 소홀히 해선 안 된다. 충분한 준비운동은 운동상해를 예방할 수 있게 해준다. 충분한 완화신전은 훈련하고 난 뒤 근육군을 풀어 주어 뻣뻣하고 굵은 근육을 예방할 수 있다.

일시적인 기분으로나 특별히 어느 부위를 강화하기 위해 몇 가지 동작만 맹렬히 연습하는 것은 바람직하지 않다. 이러한 운동방식은 정확하지 못하며 또 안전하지 못하다. 한 시간 연습을 진행할 여유가 없으면 준비운동 후 본인이 강화하고 싶은 부위만 선택하여 수련하면 된다. 주운동은 자유로이 조절할 수 있다. 완화동작은 3번의 심호흡으로 5번의 호흡을 대체할 수 있으며 여가시간을 이용하여 본인에게 가장 적합한 한차례의 요가수련을 준비할 수 있다.

시간표에서 설계한 동작 중 '틀린 동작'은 일반인에게서 쉽게 발생할 수 있는 문제이다. 본인의 정확한 동작을 검사하여 운동할 때 안전을 확보해야 한다. '대체동작'은 초보자를 위하여 만든 것인데 스스로 틀린 동작을 피하고 점차 양호한 훈련효과에 도달하도록 해준다. 일정기간이 지난 후 '진입단계'의 연습을 시도해야 운동상해를 예방할 수 있다.

요가수련 전, 먼저 요가매트, 요가블럭과 요가스트랩을 준비하여야 한다. 요가매트는 미끄럼을 방지하고 진동을 감소하는 효과가 있는데 다른 물품으로 대체하기 어렵다. 요가블럭은 한두 권의 두꺼운 책으로 대체할 수 있다. 요가스트랩은 수건으로 대체할 수 있다. 몸에 붙고 쾌적하며 탄성이 있는 운동복을 입고 단추, 지퍼나 내의의 철사 등 단단한 물건은 피해야 한다. 왜냐하면 기혈의 순환을 막을 수 있기 때문이다. 마지막으로 편안한 마음을 가져야 한다. 자신의 동작과 호흡에만 집중하고 다른 사람과의 비교를 삼가고 동작의 각도를 생각한다.

• **준비운동(WARM-UP)**

몸을 풀어주고 준비하는 위밍업은 동작을 시작하기 전에 생략해서는 안된다. 요가를 안전하게 즐기기 위해서 뿐만 아니라 효과를 높이기 위해서이다. 요가가 영향을 주는 부위는 비교적 심층적이기 때문에 운동상해가 발생하게 되면 오랜 회복시간이 필요하다. 따라서 준비운동이 반드시 이루어져야 한다.

준비운동은 혈액순환을 빠르게 하여 몸을 덥혀주고 염좌와 같은 운동상해를 효과적으로 예방할 수 있다.

이 장에서는 약 3분 정도 소요되는 준비운동을 편성했다. 독자들은 경쾌한 음악을 선택하여 책에서 소개한 동작을 리듬에 맞추어 준비운동을 시작하자.

요가 시 호흡은 의식적으로 행하는 것이 좋으며 동작에 따라 본인 스스로 조절해야 한다. 호흡이 부자연스러우면 신체에 여러가지 부조화 현상이 나타난다. 호흡을 잘 조절하여야만 몸도 정신도 안정시킬 수 있다.

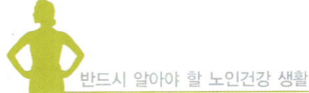

03 머리운동

- **준비 자세** 똑바로 서서, 가슴을 펴고 배를 집어 넣고 두 발을 합친 다음 어깨와 경부를 풀고 두 손을 허리에 댄다.
- **실행 횟수** A조 동작은 하나의 단위가 8박자, 반복 4회, 전부 네 개의 8박자로 실행한다.

▶ A조

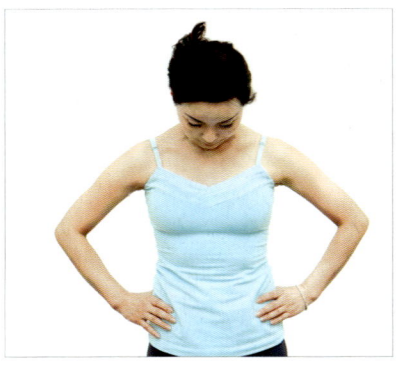

▶그림1 숨을 내쉬며 머리를 앞으로 숙인다.

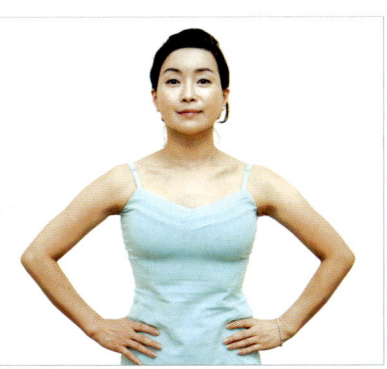

▶그림2 숨을 들이마시며 머리를 원위치로 돌아온다.

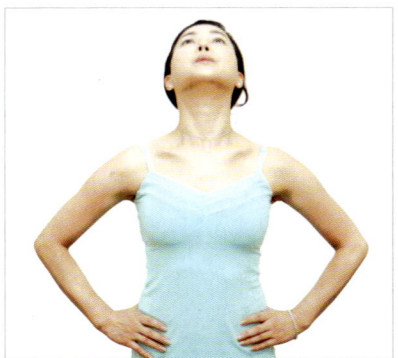

▶그림3 숨을 내쉬며 머리를 뒤로 쳐든다.

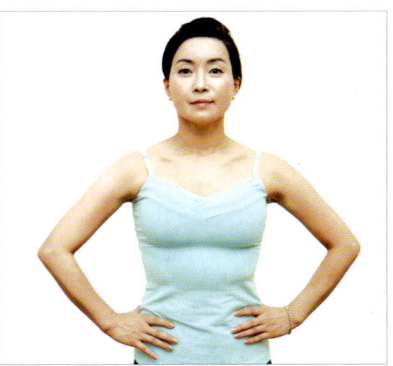

▶그림4 숨을 들이마시며 원위치로 돌아온다.

- **실행 횟수** B조 동작은 하나의 단위가 8박자이다. 반복하여 2회, 두 개의 8박자로 실행한다.

  ▶ B조

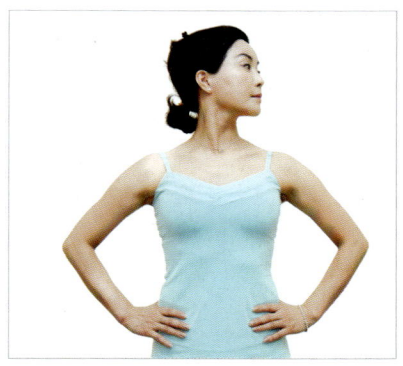

▶그림1 숨을 내쉬며 머리를 좌측으로 90도 돌린다.

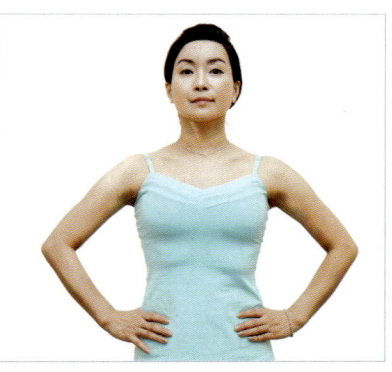

▶그림2 숨을 들이마시며 원위치로 돌아온다.

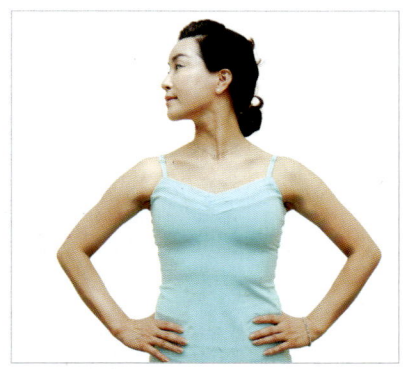

▶그림3 숨을 내쉬며 머리를 우측으로 90도 돌린다.

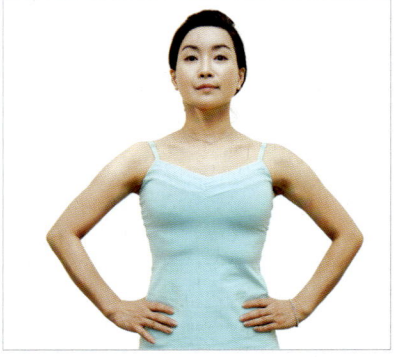

▶그림4 숨을 들이마시며 원위치로 돌아온다.

＊좋은 호흡을 행하기 위한 가장 기본은 올바른 자세이다. 스스로 자세를 의식하고 호흡을 행해야 더 큰 효과를 얻을 수 있다.

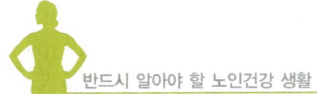

- **실행 횟수** C조 동작은 하나의 단위는 8박자이다. 반복하여 2회, 전부 두 개 단위의 8박자로 실행한다.

  ▶ C조

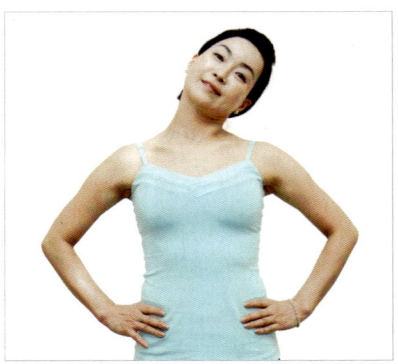

▶그림1 숨을 내쉬며 머리를 왼쪽으로 기울인다.

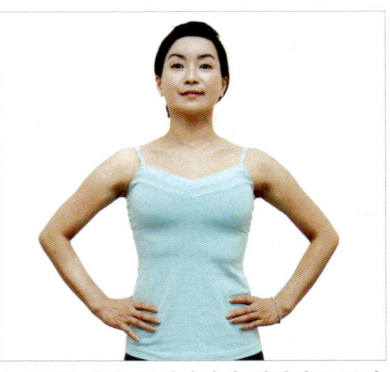

▶그림2 숨을 들이마시며 원위치로 돌아온다.

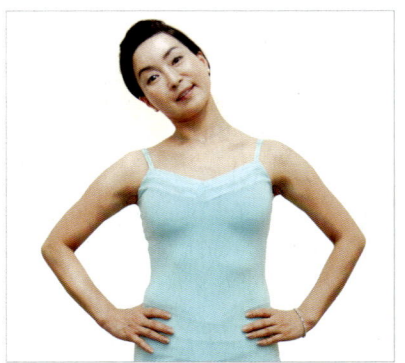

▶그림3 숨을 내쉬며 머리를 오른쪽으로 기울인다.

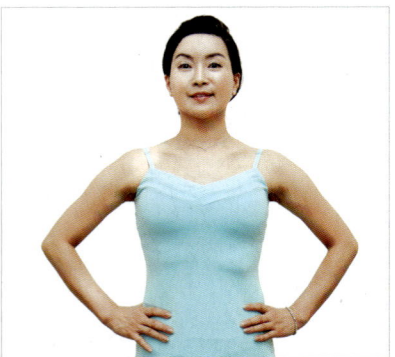

▶그림4 숨을 들이마시며 원위치로 돌아온다.

04 어깨 돌리기

- **준비 자세** 똑바로 서서, 가슴을 펴고 배를 집어 넣고 두 발을 모으고 어깨와 경부를 풀고 두 손을 자연히 아래로 내리고 대퇴 외측에 가져다 붙인다.
- **실행 횟수** 2개 동작, 반복 2회, 전부 8개의 8박자로 실행한다.

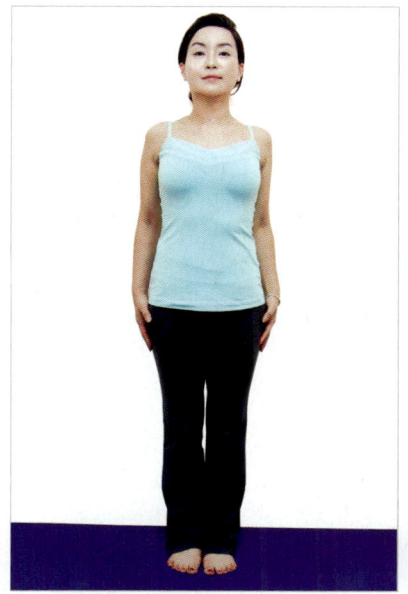

▶그림1 어깨를 뒤쪽으로 한 바퀴 돌린다. (2박자 들이쉬고 2박자 내쉰다)4바퀴 돌린다. 전부 두 개의 8박자다.

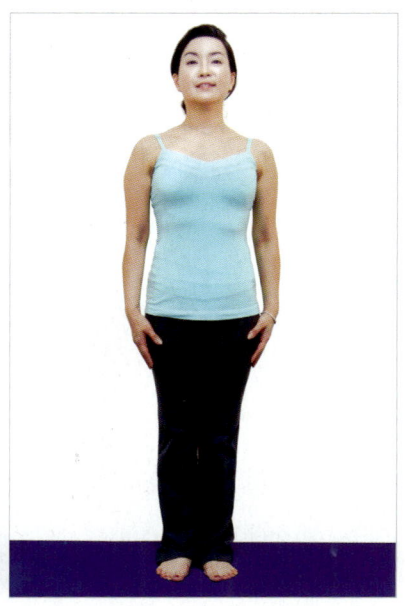

▶그림2 어깨를 앞쪽으로 한 바퀴 돌린다. (2박자 들이쉬고 2박자 내쉰다)4바퀴 돌린다. 전부 두 개의 8박자다.

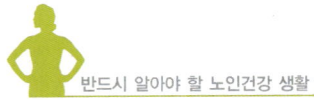
반드시 알아야 할 노인건강 생활

05 옆구리 펴기

- **준비 자세** 똑바로 서서, 가슴을 펴고 배를 집어 넣고 두 발을 어깨 너비로 벌리고 어깨와 경부에 힘을 빼고 두 손을 아래로 늘어뜨린다.
- **실행 횟수** 4개 동작이 하나의 8박자로 된다. 완성 후 방향을 바꾸어 실행한다. 반복 4차 전부 8개의 8박자로 실행한다.

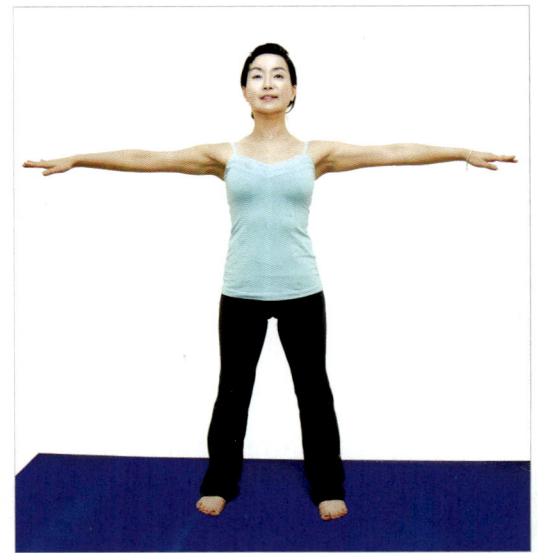

▶그림1 숨을 들이마시며 양팔을 어깨 너비만큼 벌리고 양팔을 벌려 손바닥이 아래를 향하게 한다.

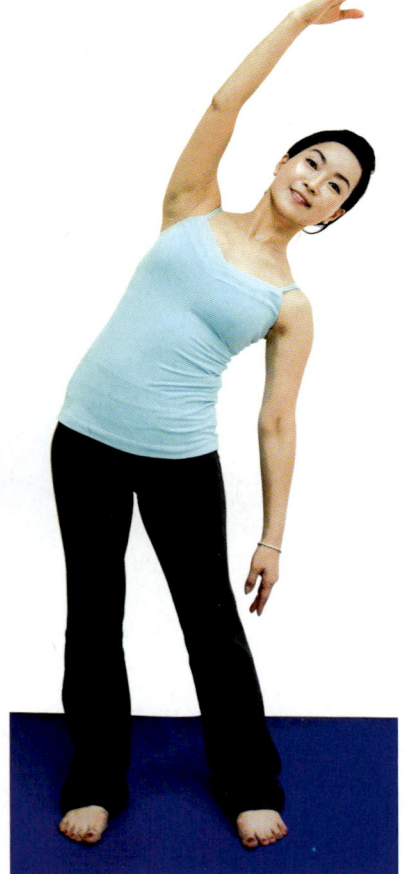

▶그림2 숨을 내쉬며 양손이 시계바늘이 도는 방향으로 돌아 왼쪽 팔을 귀쪽으로 가깝게 붙이며 좌측 신체를 편다.

Section 02

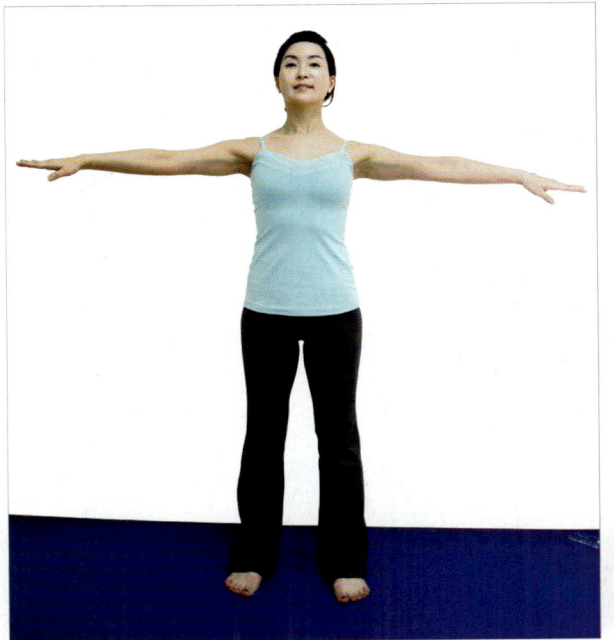

▶그림3 숨을 들이마시며 두 손을 벌려 동작1로 되돌아간다.

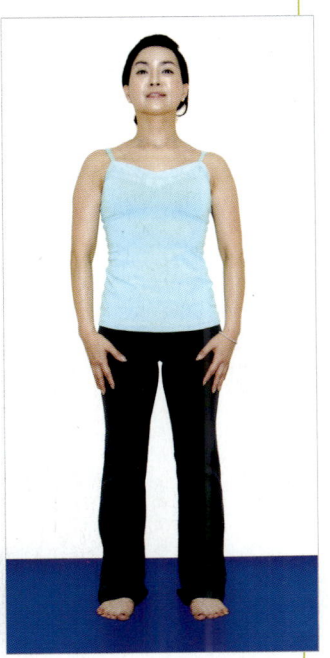

▶그림4 숨을 내쉬며 양손을 내려놓는다.

06 전, 후 신전

- **준비 자세** 똑바로 서서, 가슴을 펴고 배를 집어 넣고 두 발을 어깨 너비로 벌린 다음, 어깨와 경부에 힘을 빼고 두 손을 아래로 늘어뜨린다.
- **실행 횟수** 4개 동작이 하나의 8박자이다. 반복 8차, 8개의 8박자로 실행한다.

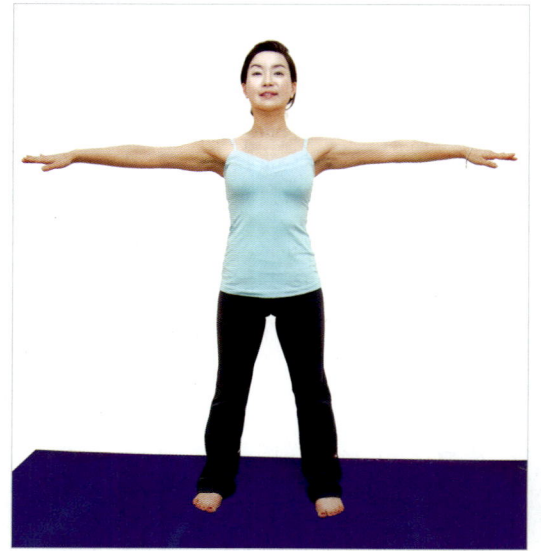

▶그림1 숨을 들이마시며 양팔을 어깨 너비만큼 벌리고 양팔을 벌려 손바닥이 아래를 향하게 한다.

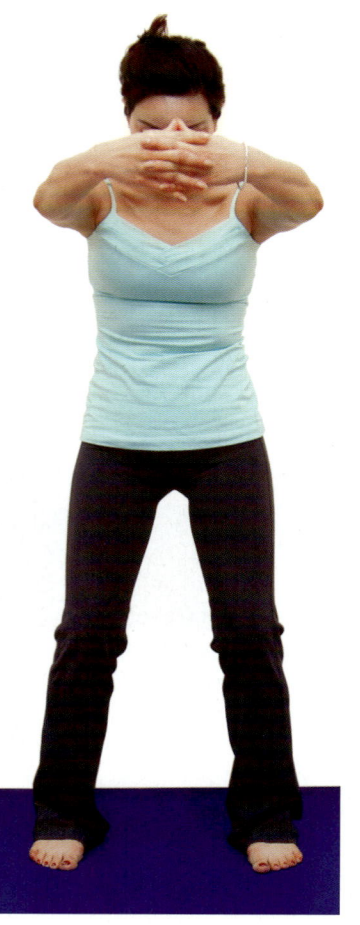

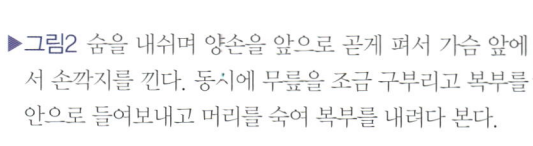

▶그림2 숨을 내쉬며 양손을 앞으로 곧게 펴서 가슴 앞에서 손깍지를 낀다. 동시에 무릎을 조금 구부리고 복부를 안으로 들여보내고 머리를 숙여 복부를 내려다 본다.

Section 02

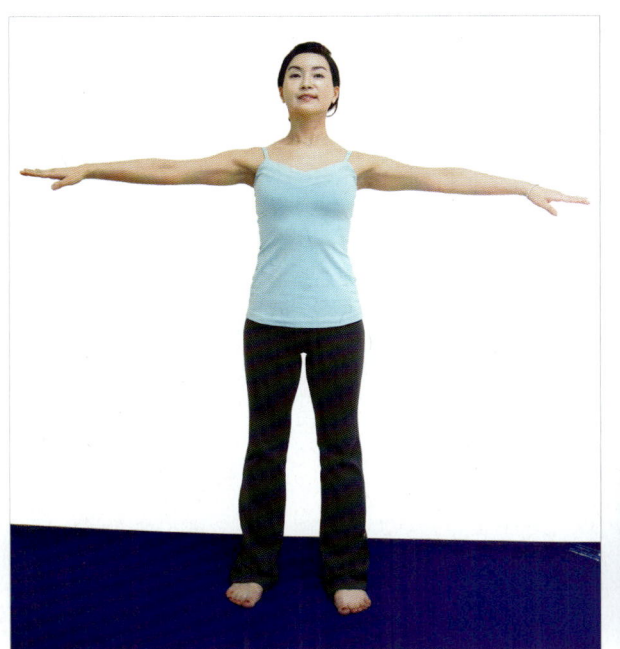

▶그림3 숨을 들이마시며 양손을 벌려 동작1로 되돌아간다.

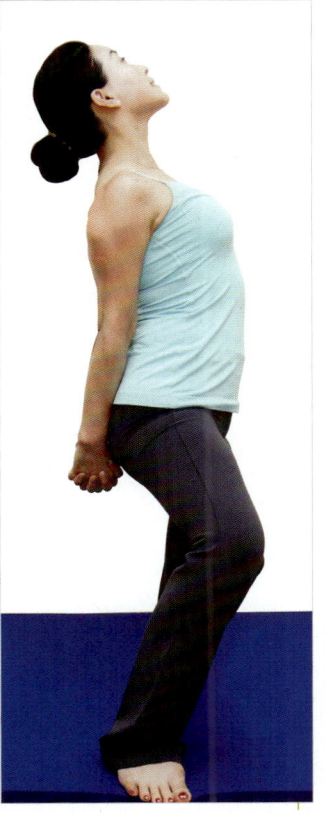

▶그림4 숨을 내쉬며 양팔을 뒤로 펴서 손깍지를 낀 다음 가슴을 내밀면서 턱을 쳐들며 위를 본다.

07 허리 돌리기

- **준비 자세** 똑바로 서서, 가슴을 펴고 배를 집어 넣고 두 발을 어깨 너비로 벌리고 어깨와 경부에 힘을 빼고 두 손을 아래로 늘어뜨린다.
- **실행 횟수** 4개 동작이 하나의 8박자로 된다. 완성 후 방향을 바꾸어 실행한다. 반복 4차, 전부 8개의 8박자로 실행한다.

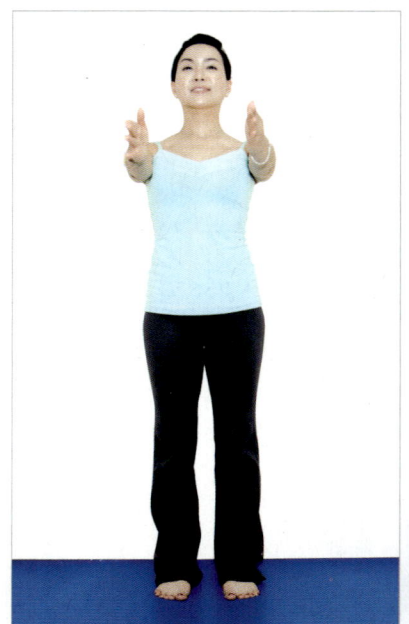

▶그림1 숨을 들이마시며 양손을 앞으로 펴서 손바닥이 마주 향하게 한다.

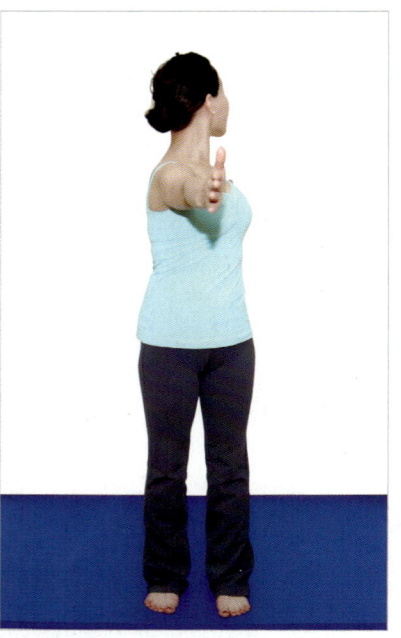

▶그림2 숨을 내쉬며 몸을 오른쪽으로 돌리면서 오른손을 뒤로 똑바로 편다. 머리도 뒤로 돌리고 시선은 뒤쪽을 향한다.

Section 02

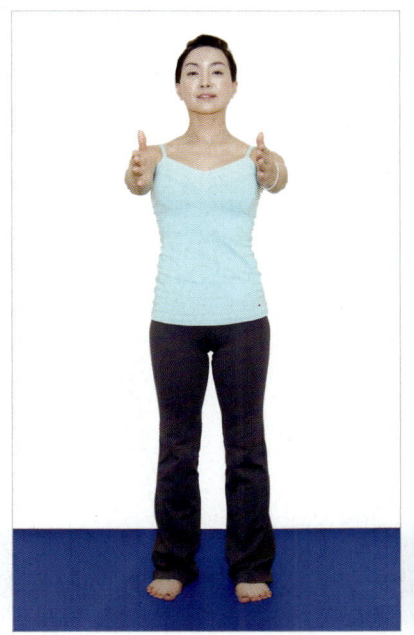 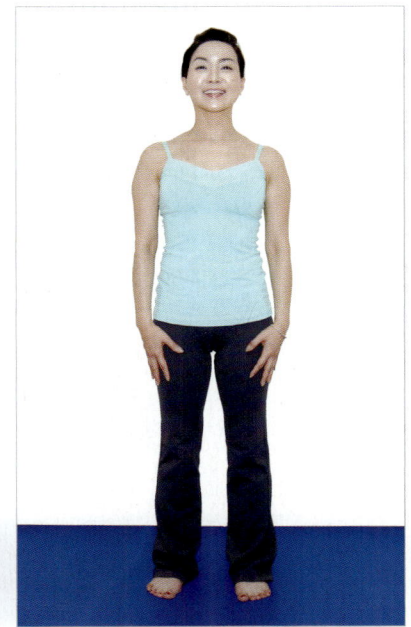

▶그림3 숨을 들이마시며 동작1로 되돌아 간다.

▶그림4 숨을 내쉬며 양손을 내려놓는다.

08 활보(弓步)

- **준비 자세** 똑바로 서서, 다리를 어깨 너비 두 배만큼 벌린다.
- **실행 횟수** A조는 두 가지 동작, 왕복 2회를 한 개 8박자로 반복 8회, 전부 8개의 8박자. B조는 두 가지 동작, 왕복 2회를 한 개 8박자로 반복 8차, 전부 8개의 8박자로 실행한다.

▶ A조

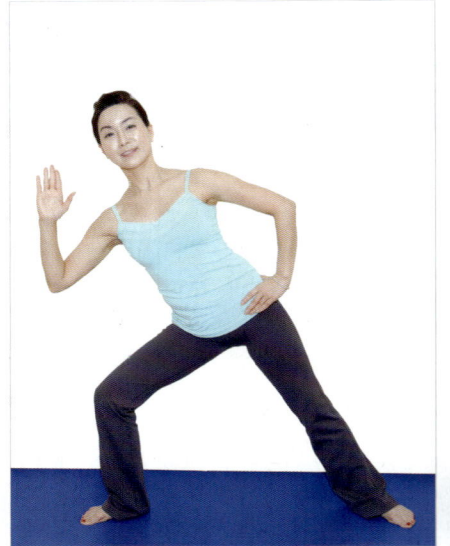
▶그림1 숨을 들이마시며 오른쪽 무릎을 굽혀 활보로 만든다.(오른쪽 소퇴가 바닥과 수직되고 무릎이 발끝을 넘어가지 말고 발가락과 무릎이 오른쪽을 향하며 왼쪽 다리를 편다.)

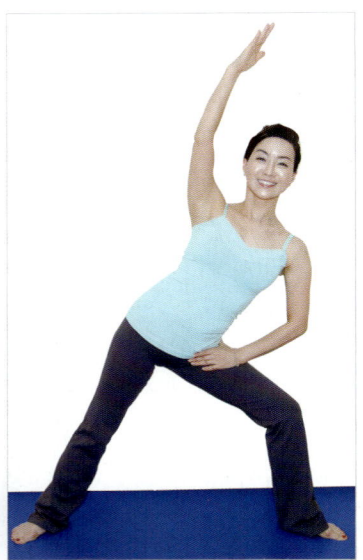
▶그림2 숨을 내쉬며 오른손을 좌측 위로 곧게 편다. 왼쪽 무릎을 굽혀 활보로 만든다. 무릎은 발끝을 초과하지 않는다.

▶ B조
A조의 동작을 방향을 바꾸어 실행한다.

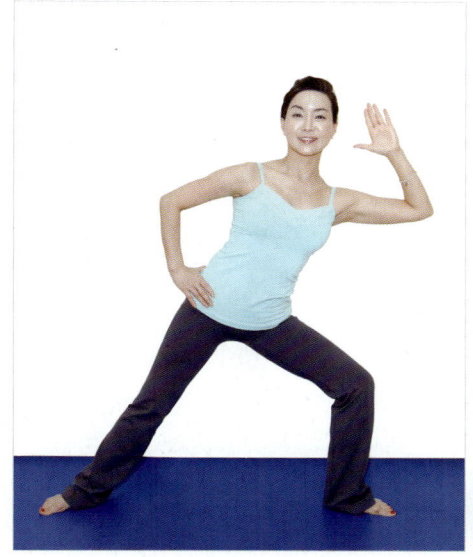 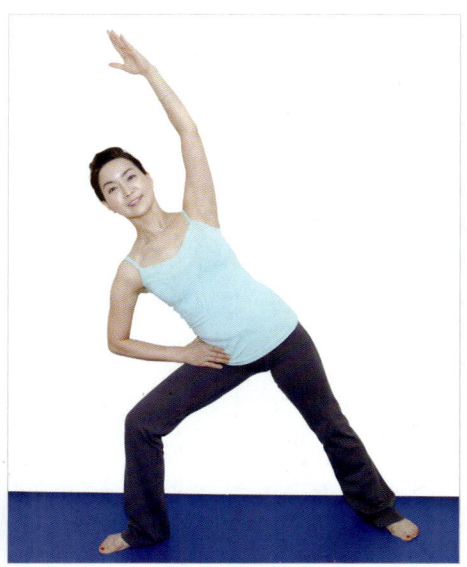

▶그림1 숨을 들이마시며 왼쪽 무릎을 굽혀 활보로 만든다.(왼쪽 소퇴가 바닥과 수직되고 무릎이 발끝을 넘어가지 말고 발가락과 무릎이 왼쪽을 향하며 오른쪽 다리를 편다.)

▶그림2 숨을 내쉬며 왼손을 우측 위로 곧게 편다. 오른쪽 무릎을 굽혀 활보로 만든다. 무릎은 발끝을 넘어가지 않는다.

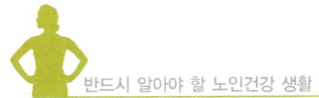

09 바닥에 힘을 주면서 다리 들기

- **준비 자세** 똑바로 서서, 다리를 어깨 너비 두 배만큼 벌린다.
- **실행 횟수** 4개의 동작을 한 개의 8박자로, 반복 8차, 전부 8개의 8박자로 실행한다.

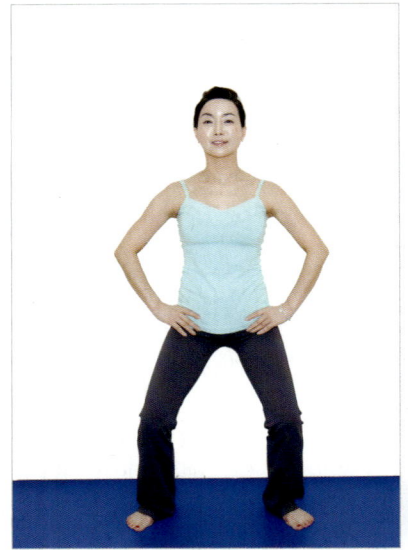

▶**그림1** 숨을 들이마시며 발을 어깨의 1.5배만큼 벌리고 아래로 무릎을 굽혀 앉으면서 두 손을 옆구리에 가져다 댄다.

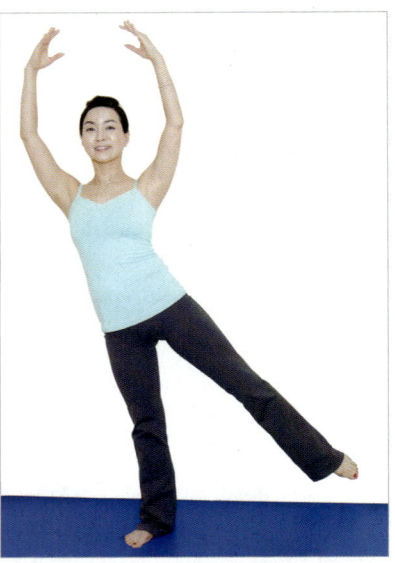

▶**그림2** 숨을 내쉬며 오른쪽 다리는 바닥에 곧게 힘을 주면서 펴고 왼쪽 다리는 바닥에 힘을 주어 펴면서 땅에서 분리시키고 두 손은 위로 쳐든다.

Section 02

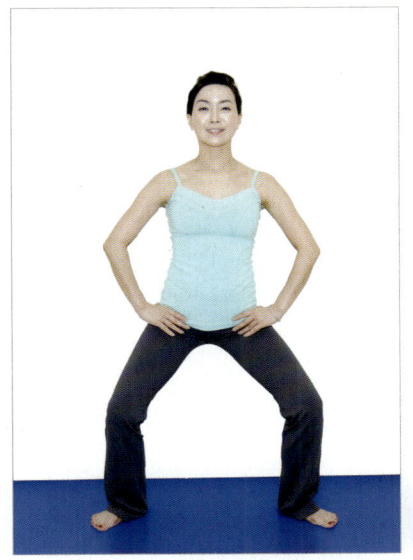
▶그림3 절차1의 자세로 되돌아간다.

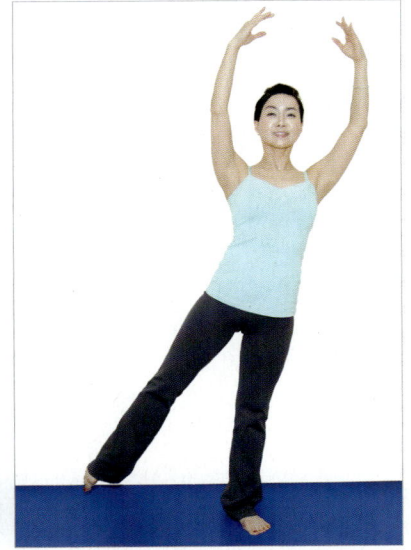
▶그림4 숨을 내쉬며 왼쪽 다리는 곧게 힘을 주면서 펴고 오른쪽 다리는 바닥에 힘을 주어 펴면서 땅에서 분리시키면서 두 손은 위로 쳐든다.

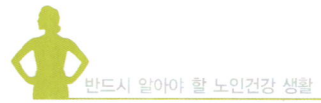 반드시 알아야 할 노인건강 생활

2. 튼튼하고 아름다운 허리 만들기

이 동작은 앉아서 생활하는 사람들에게서 흔히 보는 사과형 몸매를 개선할 수 있다. 연습 초기에는 어려움이 있을 수 있으나 지속적으로 연습한다면 튼튼한 허리를 유지할 수 있다.

01 선박 되돌리기 체위

▶ **동작효과**
팽팽하고 건실한 허리라인을 만들고 지방 축적을 막아준다.

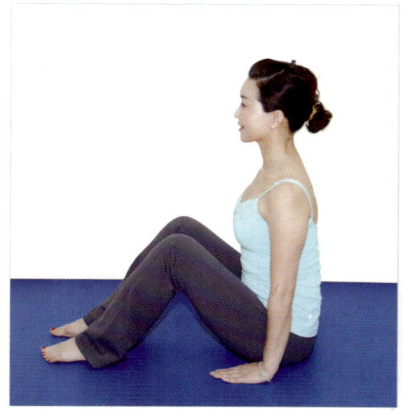

▶ 그림1 앉은 자세로 양 무릎을 구부리고 손은 자연스럽게 바닥에 붙인다.

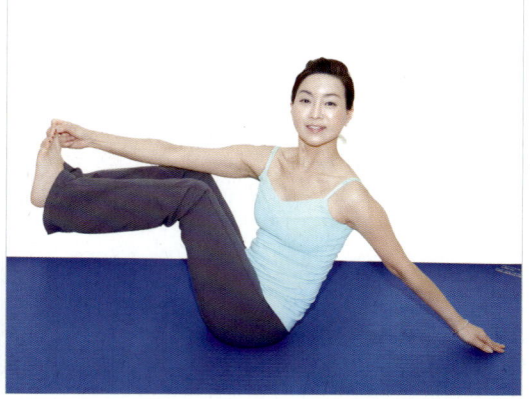

▶ 그림2 숨을 들이쉬면서 왼손은 가볍게 뒤의 마루에 놓고 두 다리는 들어서 소퇴가 바닥과 평행되게 하고 오른쪽 시지와 중지로 두 발의 모지를 건다. 숨을 들이마시며 준비, 가슴을 펴고 배를 집어 넣는다.

▶ 이 동작은 외사복근을 단련하는 것이다. 몸을 오른쪽으로 돌릴 때 좌측의 외사복근이 힘을 쓴다. 때문에 이 부위가 특별히 뻐근할 것이다. 이것은 정상적인 현상이다(만약 이런 감각이 없다면 동작이 틀린 것이다). 장기간 연습하면 허리 양측의 군살이 점점 팽팽하고 건실한 근육으로 변하면서 과다한 지방이 축적되지 않는다.

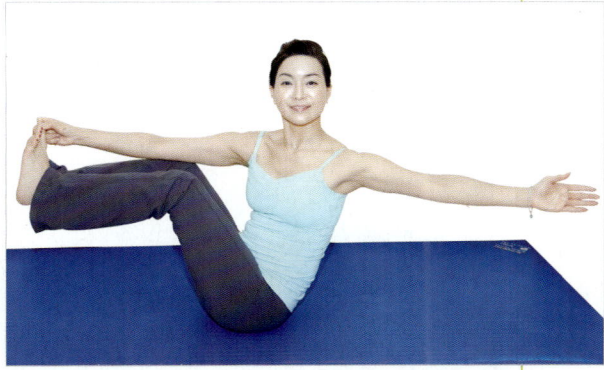

▶그림3 숨을 내쉬며 왼손이 바닥을 떠나서 좌측으로 든다. 눈은 왼손이 뻗은 방향을 본다.

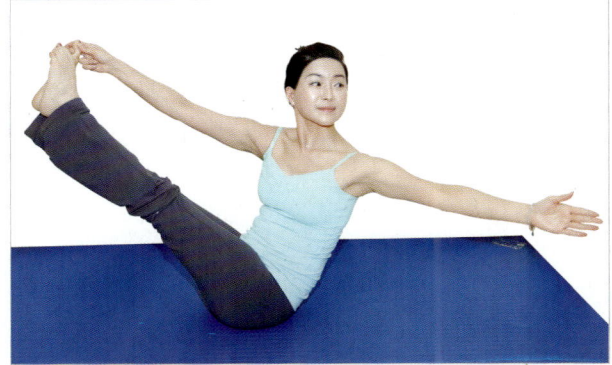

▶그림4 숨을 들이쉬고 내쉬면서 양발을 곧게 펴고 평형을 유지하며 5번의 호흡을 약 30초간 진행한다. 그런 다음 방향을 바꾸어 진행한다.

▶ **주의사항**

▶ 두 번째 절차부터는 몸과 다리가 반드시 V자 형을 취해야 한다. 가슴을 펴고 배를 집어 넣어야 힘이 핵심근육군에 집중되어 최대의 효과를 낼 수 있다. 때문에 허리나 등을 굽혀서는 안 된다.

▶ 초보단계든지 진입단계이든지 동작을 취할 때 얼굴은 반드시 미소를 지어야 한다. 동시에 가벼운 마음을 유지하게끔 스스로 일깨워 주어야 한다. 이렇게 해야 비로소 심신이 최적의 상태에 이를 수 있다.

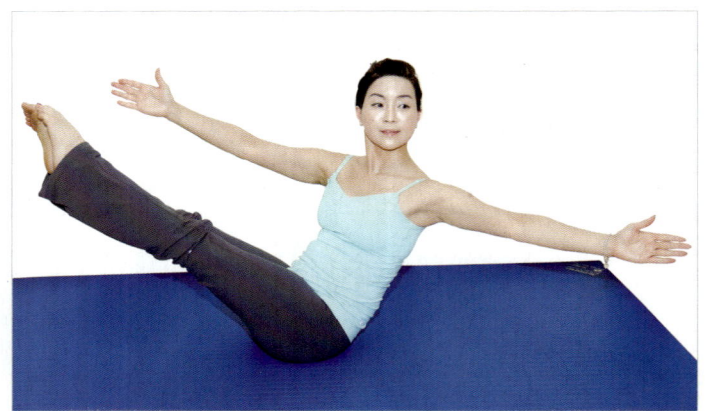

▶ **높은 단계 동작**

발을 잡았던 손을 놓고 평형을 유지하면서 호흡을 약 30초 동안 5회를 진행한다.

▶ **대체동작**

초보자는 먼저 3번을 반복하고 나중에 이 동작을 쉽고 정확하게 완성할 수 있을 때 다시 4번째 절차를 시도한다. 다리를 곧게 펴는 과정 중 상반신의 자세가 유지되어야 한다. 다음 동작을 하기 위해서 억지로 진행하면 도리어 허리와 등을 굽히게 된다.

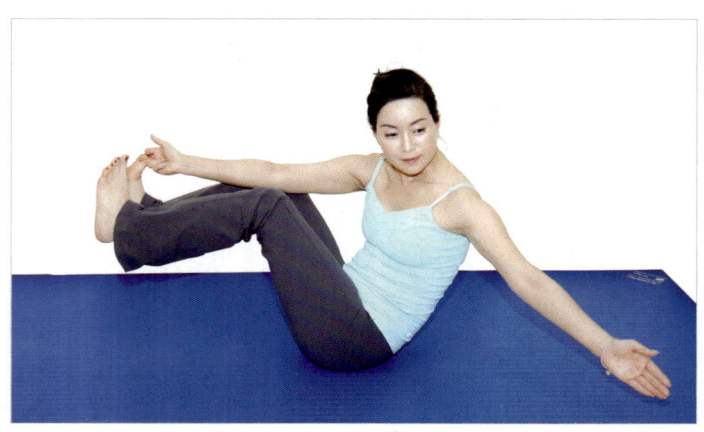

▶ **틀린 동작**

이 동작의 목적은 핵심근육군을 단련하는 데 있다. 만약 허리와 등을 굽혀 자세가 'U'자로 변하게 되면 힘이 요추에 전달되어 핵심근육군을 단련하지 못할 뿐 아니라 요추가 과다한 압력을 받아 요추손상에 이를 수도 있다.

02 다리 구부려 반원 그리기

▶ **동작효과**

평탄한 허리복부를 만들어 주고, 볼록한 배와 작별할 수 있다

▶ 발이 반원을 그리며 도는 폭이 작을 때 복직근의 훈련이 많아지고 반원의 폭이 크면 클수록 복외사근의 감각이 강해진다. 높은 단계동작에서는 다리를 펴서 지렛대를 길게 하면 복외사근의 단련 효과가 더욱 커지며 허리 만들기에 더욱 큰 효과를 얻을 수 있다.

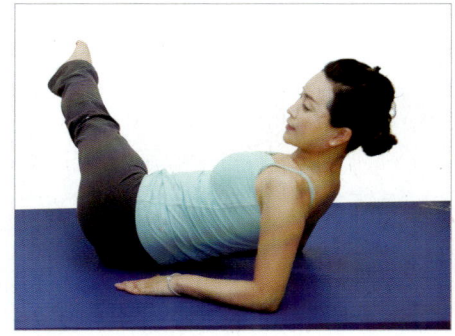

▶ 그림 복외사근, 복직근

▶ 초보자는 작은 원에서부터 시작해야 한다. 왜냐하면 강력한 복직근을 가지고 있어야 동작과정 중 몸이 흔들리지 않고 훈련효과를 얻을 수 있다.

▶ 이 동작을 5번 반복하였는데 복부 아니면 허리가 뻐근해지는 것을 느끼지 못했다면 그 동작은 틀린 경우이다.

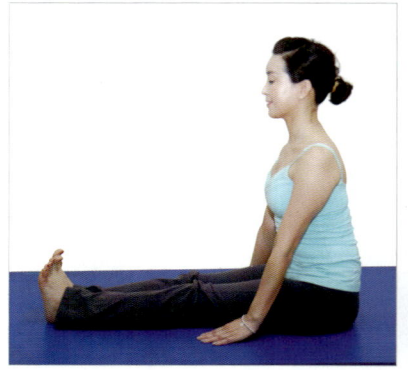

▶그림1 다리를 펴고 앉은 자세에서 상반신을 곧게 펴고 손은 대퇴 양측에 가볍게 놓는다.

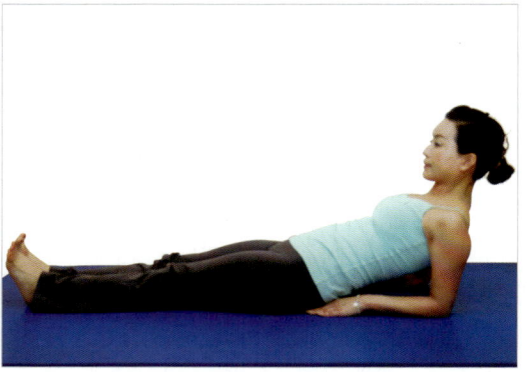

▶그림2 뒤로 누우면서 손과 팔꿈치를 어깨 너비만큼 벌리고 전완으로 지탱한다. 이때 손바닥을 아래로 향하고 손끝은 앞을 향하며 머리를 뒤로 젖히지 않는다.

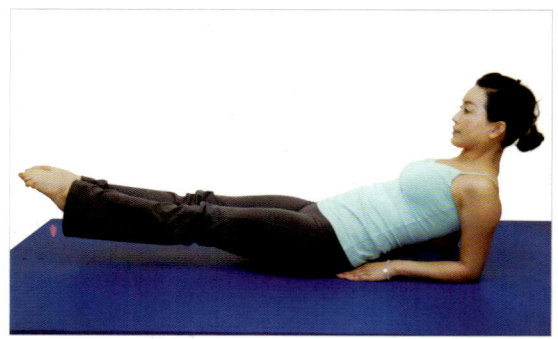

▶그림3 숨을 들이마시며 두 발을 모아서 바닥과 10cm 가량 들어준다.

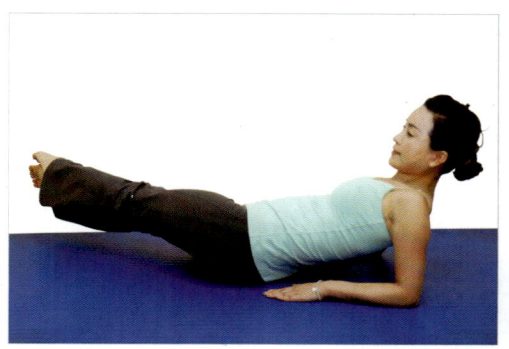

▶그림4 숨을 내쉬며 두 다리를 곧게 펴서 오른쪽으로 원을 그리고 구부린다.

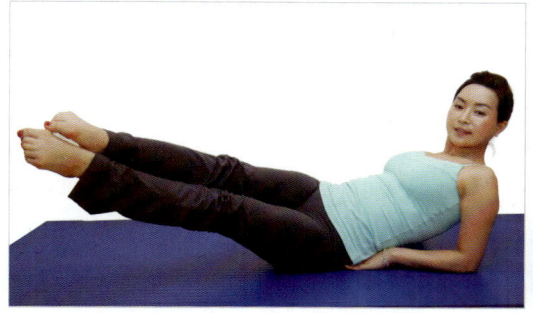 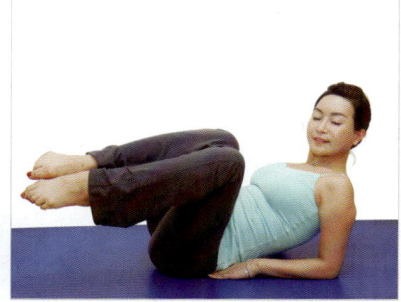

▶**그림5** 숨을 들이마시며 두 다리를 다시 펴서 왼쪽으로 원을 그린 다음 숨을 내쉬며 왼쪽으로 구부린다. 이렇게 들이쉴 때 원을 그리고 숨을 내쉴 때 다리를 구부리며 좌우로 왕복 8차를 반복한다.

▶ **대체동작**

초보자는 처음부터 이 자세를 완성하기 어렵기 때문에 우선 다리를 굽힌 상태에서 동작을 완성한다. 나중에 점차적으로 두 다리를 펴면서 동작을 취하면 된다. 여전히 동작이 힘들면 우선 반원을 작게 그리고 나중에 점차적으로 크게 그려 나가면 된다.

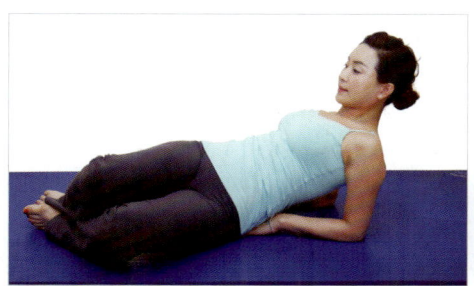 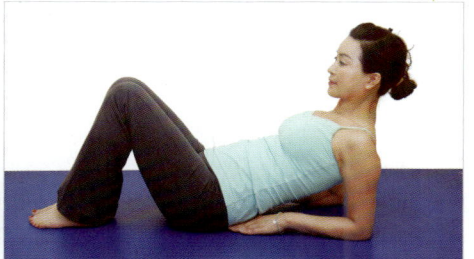

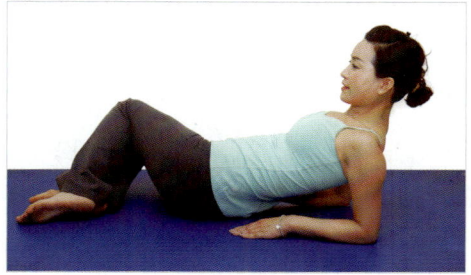

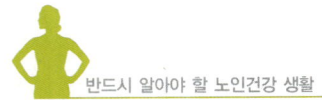

▶ 틀린동작

허리와 어깨가 내려앉는 것은 이 동작을 수련하는 과정에서 흔히 보는 틀린 동작이다. 틀린 동작을 취하게 되는 원인은 복근과 어깨의 근육군이 안정되지 못했기 때문이다. 동작 시 상완과 복근이 전부 힘을 주어 척추로 하여금 자연스러운 S자형 배열을 유지하도록 한다. 그래야만 핵심근육군과 어깨를 돌리기 위한 근육군, 그리고 근육의 내구력을 단련할 수 있다. 반대로 이 두 부분이 힘을 쓰지 않으면 지탱하는 힘이 견관절과 요추의 단련효과를 얻을 수 없을 뿐만 아니라 오랜 시간이 경과하면 운동상해를 초래할 수도 있다.

▶ 주의사항

이 동작은 복근의 힘을 많이 필요로 하기 때문에 복근에 힘이 들어가지 않으면 허리가 내려앉게 되어, 힘이 요추로 가기에 요추를 상하게 될 뿐만 아니라 단련효과를 얻을 수 없다. 때문에 처음 수련을 시작했을 때는 2~3회 연습한 후 휴식하는 방식으로 8회까지 하고 나중에 천천히 회수를 증가하도록 한다.

어깨의 안정은 매우 중요하다. 손과 팔꿈치를 가볍게 뒤로 놓으면 되는데 모든 힘을 손에 집중시키지 않아야 어깨가 위로 솟아오르는 것을 방지할 수 있다.

▶ 높은 단계 동작

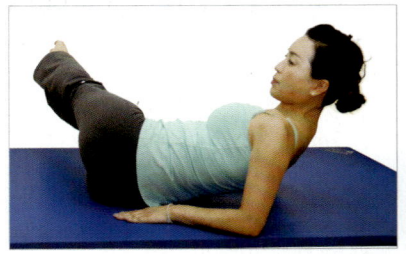 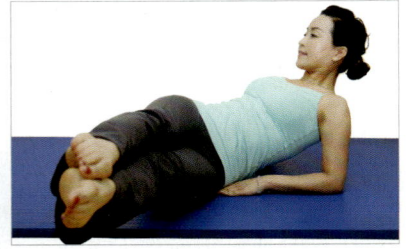

▶그림 동작의 과정은 완전히 동일하다. 다른 점은 두 다리가 신체 옆으로 갔을 때 곧게 편 자세라는 것이다.

03 옆 막대기 식

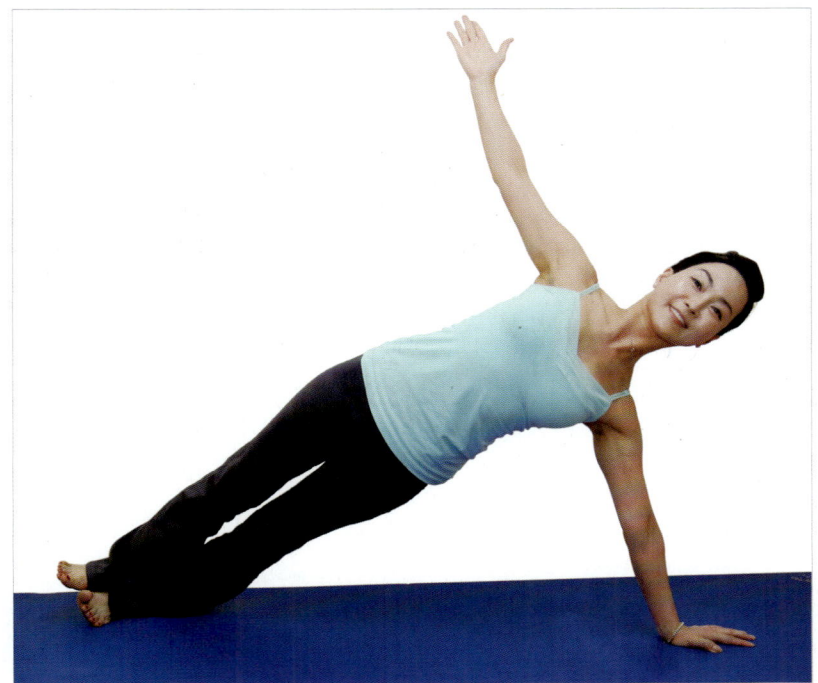

▶그림 복외사근, 복직근

▶ **동작효과**

심층 근육을 단련하여 신체 라인을 탄력있게 해준다.
신체가 손 하나와 발 하나로 지탱할 때 몸은 인력에 대항하기 위하여 핵심근육군의 힘을 사용하게 된다. 이때 바닥을 향한 쪽 근육의 힘을 써서 신체의 안정과 평형을 유지하여야 한다. 이 동작은 복외사근, 복직근, 심층의 복횡근까지 단련할 수 있다. 물론 바닥을 지탱하거나 지탱하기 어려워 떨리는 팔도 유효한 근력과 근지구력을 키울 수 있다.

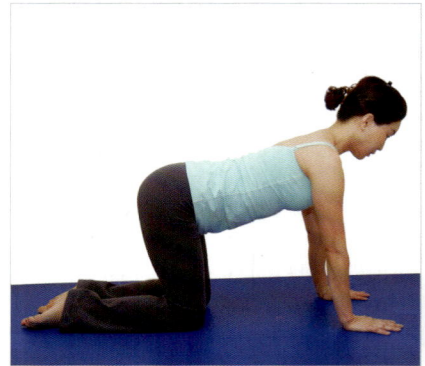

▶그림1 무릎을 꿇은 자세에서 시작한다.

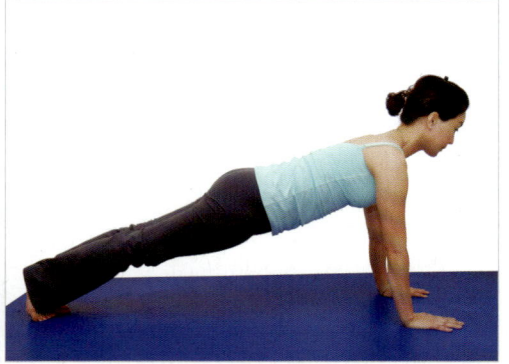

▶그림2 숨을 들이마시며 두 다리를 뒤로 펴서 막대기 식에 들어간다. 허리가 내려앉거나 엉덩이를 치켜드는 일이 없도록 주의한다. 복부와 엉덩이에 힘을 줘 자세를 유지하고 핵심근육군에 힘을 집중시키고 준비한다.

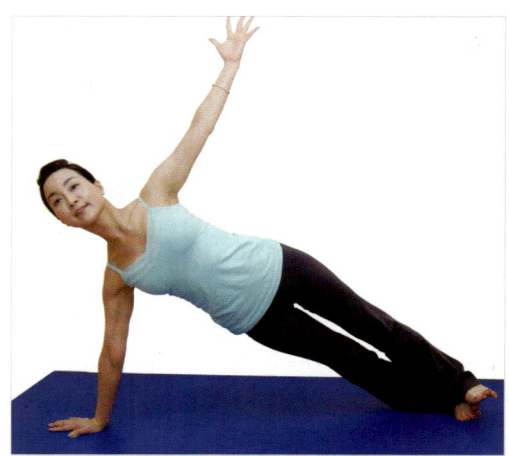

▶그림3 숨을 내쉴 때 왼손과 왼발을 동시에 바닥에서 떼면서 왼발을 오른쪽 발에 갖다 붙이고 신체로 하여금 시계바늘이 도는 방향으로 90도 돌아서 몸과 얼굴이 왼쪽을 향하게 한다. 왼손은 위를 향하게 펴고 호흡을 5회 할 때까지 약 30초간 정지한다. 동작 완성 후 왼손을 내려놓고 막대기 식으로 돌아온다. 조금 휴식하고 다른 쪽을 실시한다. 만약 연습을 시작한지 좀 되었으면 바로 다른 쪽 연습을 실행한다.

▶ 대체동작

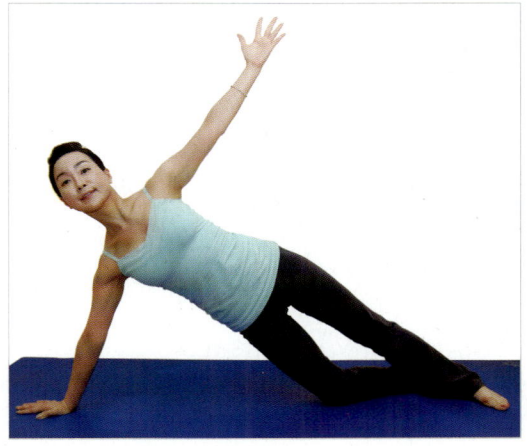

▶**그림** 옆 막대기 식은 다소 난이도가 높기 때문에 초보자들은 운동상해를 일으키는 잘못된 동작을 취할 수 있다. 그 원인은 팔과 복근의 근력이 부족하기 때문이다. 이때 무리하지 말고 아래 다리의 무릎을 살짝 땅에 댄다(이 발의 무릎이 반드시 다른 발의 발끝과 동일한 선에 놓여야 한다). 강도를 낮추어 몇 번 연습을 한 후 요령을 알고 정확한 동작을 취하면 된다.

▶ 높은 단계 동작

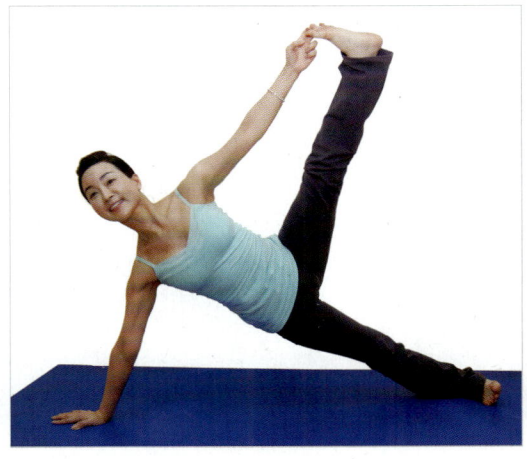

▶**그림** 윗발을 위로 치켜들면서 다리를 편다. 상완을 펴서 시지와 중지로 발의 모지를 끼운다. 이때 온몸의 배열이 의연히 평판식의 안정된 자세를 유지하여야 한다.

▶ **틀린 동작**

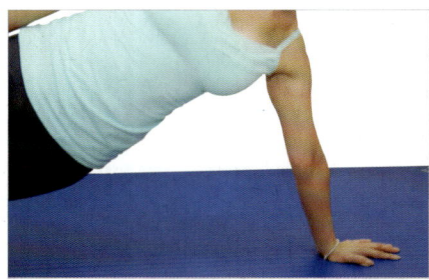

▶그림 팔꿈치를 완전히 펴는 것은 잘못된 동작이다. 만약 팔을 완전히 펴면 근육이 힘을 쓰지 못하고 힘이 팔꿈치를 압박하여 팔꿈치의 부상을 초래할 수 있다(그림1).

▶ **주의사항**

바닥을 지탱하는 팔을 조금 굽혀야 하며 견관절이 안정을 유지해야 한다. 팔의 모든 근육군을 가동하여 팔의 근육을 단련시켜 탄탄한 팔을 만들어 준다. 막대기 식을 진행할 때 핵심근육군이 움직여 척추의 자연스러운 S자형의 배열을 유지한다. 옆 막대기 식을 할 때에는 몸의 균형을 유지하여 척추의 배열이 변하지 않게 해야 한다.

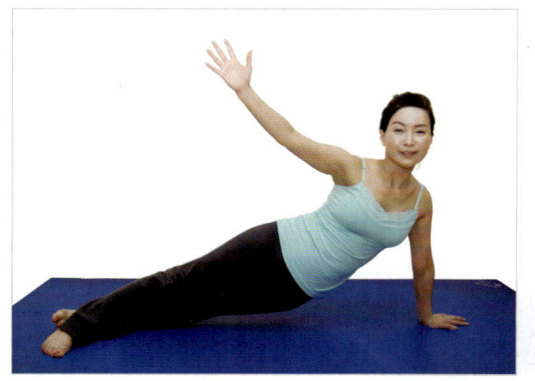 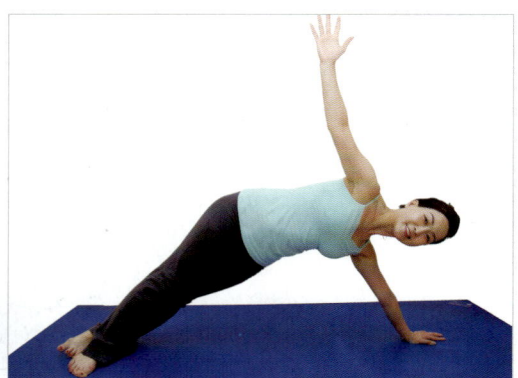

▶그림1, 2 다른 동작 하나는 허리와 엉덩이에 있다. 초보자는 복근의 힘이 부족하여 허리가 내려앉거나 엉덩이를 뒤로 치켜드는 잘못된 동작을 취한다. 이때 거울을 보고 연습하면 허리가 어느 높이에 도달해야 하는지, 엉덩이를 앞으로 어느 정도 내밀어야 하는지를 알 수 있어 몸이 평판식을 할 때와 같게 된다. 자기가 평평한 판이라고 생각하고 이 평판이 시계바늘이 도는 방향으로 90도 돌았다고 생각한다.(그림: 팔꿈치를 완전히 펴고 허리가 내려앉아 있으며 엉덩이를 뒤로 치켜들었다.)

04 옆으로 누운 자세에서 몸을 일으켰다 앉기

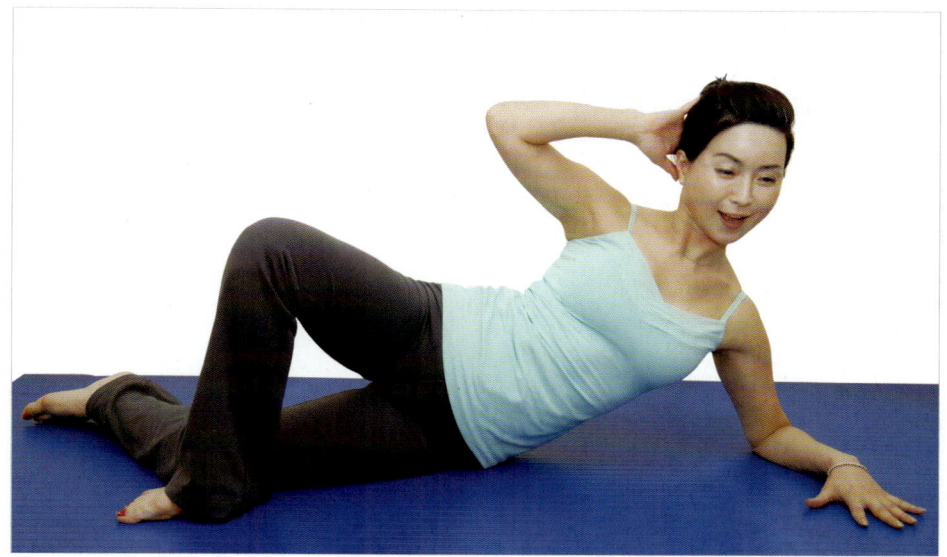

▶ **동작효과**

복부를 단련하여 유연하고 탄탄한 신체 윤곽을 만들어준다.
이 자세를 반복해서 연습하면 허리가 점점 뻐근해짐을 느낄 것이다. 제일 뻐근한 부위는 외사복근이다. 다른 허리 만들기 동작에 비해 이 동작은 감각이 가장 강하다. 당연히 강도와 난이도도 상대적으로 높다. 하지만 열심히 동작을 연습하면 탄탄한 신체를 만들 수 있다.

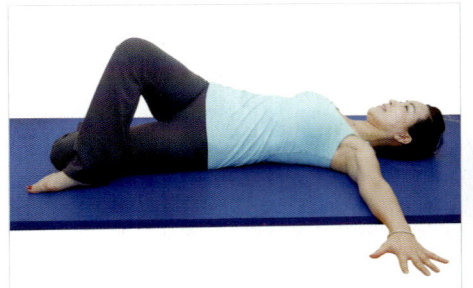
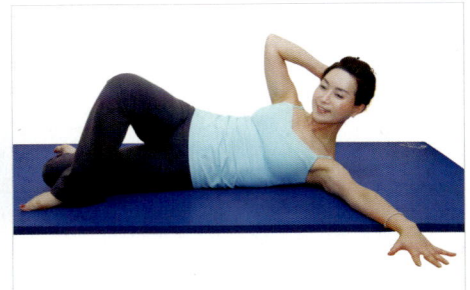

▶그림1 누운 자세에서 시작한다. 왼쪽 다리의 소퇴를 오른쪽으로 90도 굽히고 오른발은 왼쪽 다리를 가로 타서 땅을 딛고 두 손은 바깥으로 펴서 몸과 방향이 수직되게끔 만든다.

▶그림2 숨을 들이마시며 오른손으로 오른쪽 귀를 받쳐주고 오른쪽 견갑골을 바닥에서 일으킨 다음 턱과 가슴이 주먹 하나만큼 너비를 유지하면서 힘을 왼쪽으로 옮겨가면서 왼쪽 어깨와 왼손이 일부분의 힘을 지탱한다.

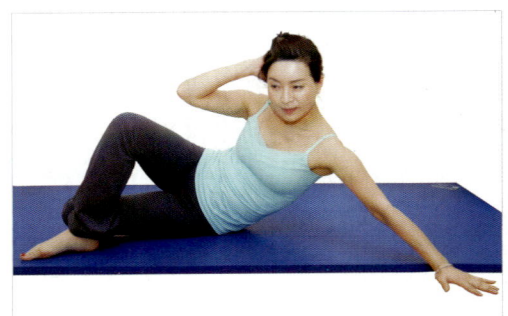

▶그림3 숨을 내쉬면서 오른손을 위로 들고 어깨와 몸을 일으키면서 오른쪽 무릎 가까이에 다가간다. 숨을 들이쉴 때 2의 동작으로 돌아가고 숨을 내쉴 때 몸을 위로 일으켜 3의 동작으로 돌아오면서 올라왔다 내려가기를 반복하여 8번 한다.

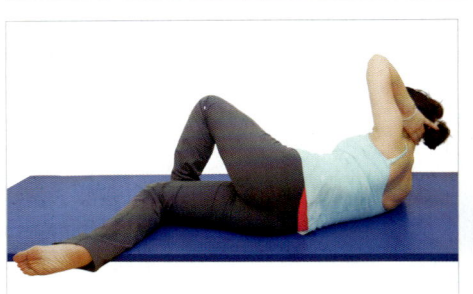
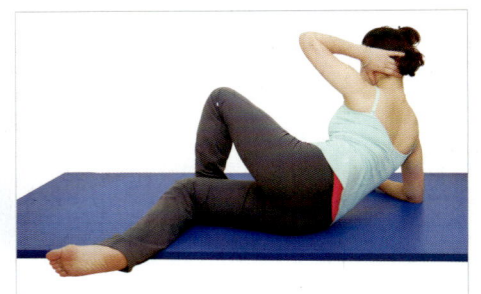

▶그림4 방향을 바꾸어 같은 동작을 실행한다.

▶ 대체동작

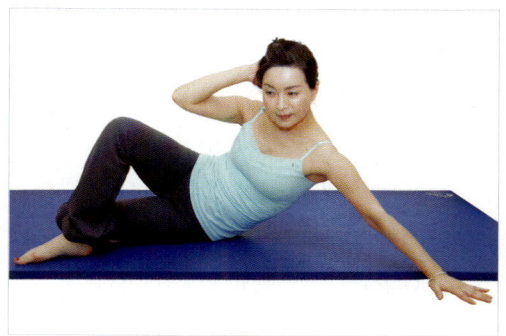

▶**그림** 몇 번을 연습하였는데 동작이 유연하지 못하면 상하로 이동하는 부분을 생략하여 1, 2, 3의 부분만 하고 나서 3에서 정지하여 편안한 상태로 느리게 약 30초간 다섯 번 호흡을 한다. 이런 식으로 두 번을 반복한 후 방향을 바꾸어 같은 동작을 실행한다.

▶ 틀린 동작

문제는 두 번째 동작에서 잘 생긴다. 매번 2의 동작으로 돌아왔을 때 목 부위의 안정에 반드시 주의해야 한다. 목이 아래위로 흔들리게 해서는 안 된다. 턱을 가슴에 대거나 목이 뒤로 꺾여도 경추에 나쁜 영향을 줄 수 있다.(그림: 목이 뒤로 꺾이지 않고 턱을 가슴에 댄다.)

▶ 주의사항

모든 동작을 취하는 과정에서 몸의 각 부위가 처음부터 마지막까지 풀려 있지 않으면 안된다. 특히 2의 동작으로 돌아왔을 때 누우면 안된다. 핵심근육군을 움직여 늑골과 골반의 거리를 유지해야 한다. 늑골과 골반의 거리유지는 하반신의 동작의 받침점이기 때문에 두 발의 동작을 고정시켜야 상반신의 동작을 유연하게 이어갈 수 있다.

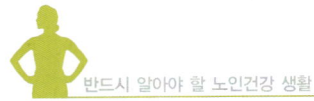

05 노 젓기

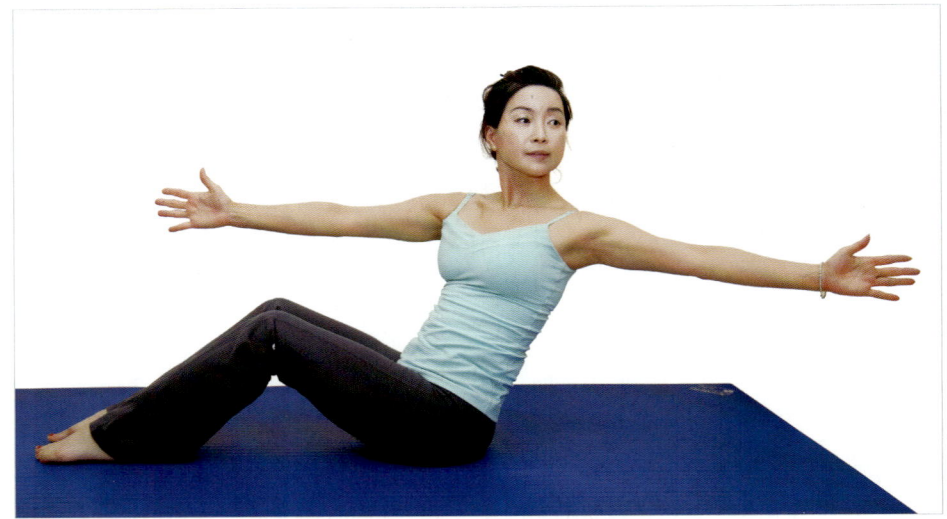

▶ **동작효과**

근력을 단련하고 탄탄한 허리를 만들어준다.

▶ 몸이 오른쪽으로 기울면 왼쪽 허리가 시큰시큰 쑤신다. 왼쪽 외복사근을 수축시켰다가 왼쪽으로 기울면 오른쪽 허리가 단련된다. 물론 신체가 뒤로 넘어지지 않도록 대퇴앞쪽의 대퇴직근과 대퇴관절 주위의 근육도 힘을 쓰게 되어 이 부위의 근력과 근지구력을 동시에 강화시킨다.(외복사근)

Section 02

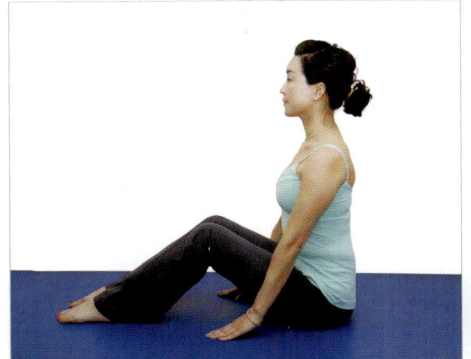 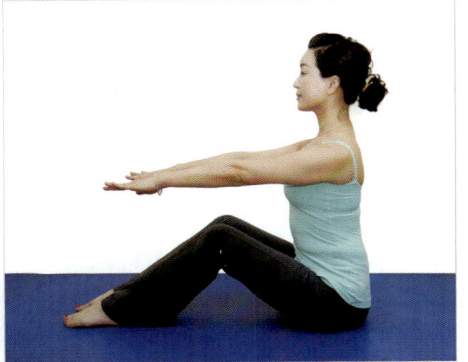

▶그림1 앉은 자세로 무릎을 굽히고 무릎과 발을 모두 합치고 척추는 S형 배열을 유지하고 손은 아래로 내려놓는다.

▶그림2 숨을 들이마시며 양손을 앞으로 곧게 편다. 척추가 위로 연장되며 S형 배열을 유지한다.

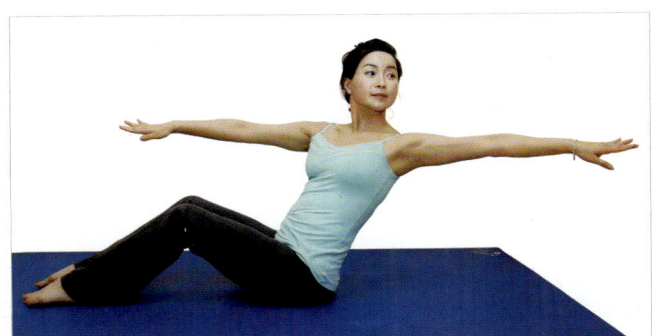

▶그림3 숨을 내쉬며 오른손을 뒤로 저어간다. 몸이 뒤로 넘어지지 않게 신체의 평형을 유지할 수 있는 정도까지 몸을 이끌어 뒤로 기울인다(이 각도는 사람에 따라 다를 수 있다).

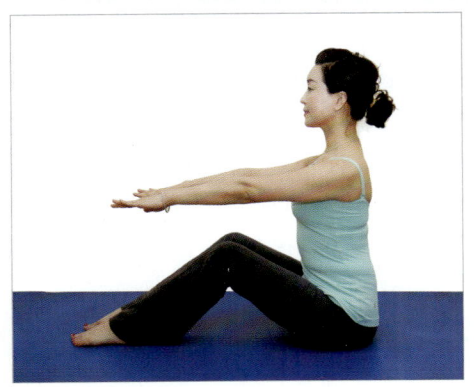

▶그림4 숨을 들이마시며 2의 동작으로 돌아온다. 다시 숨을 내쉬며 왼손으로 같은 동작을 반복한다. 좌우 왕복하여 8회를 실시한다.

▶ **대체동작**

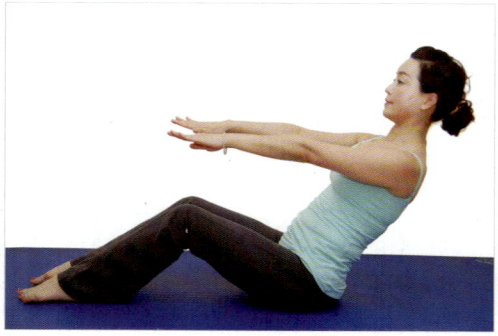

▶그림 몸을 틀지 않고 몸을 30도~45도 가량 뒤로 젖힌다. 약 30초간 다섯 번 호흡을 할 때까지 정지한 상태로 있는다. 복근이 힘을 쓰는 것과 요추가 뒤로 떨어지지 않는 감각을 느낀다. 만약 허리와 등을 굽히지 않고 동작을 완성하기 어려우면 그것은 복직근과 복횡근의 힘이 부족한 상태이다. 먼저 복직근과 복횡근을 강화해야 한다.

▶ **틀린 동작**

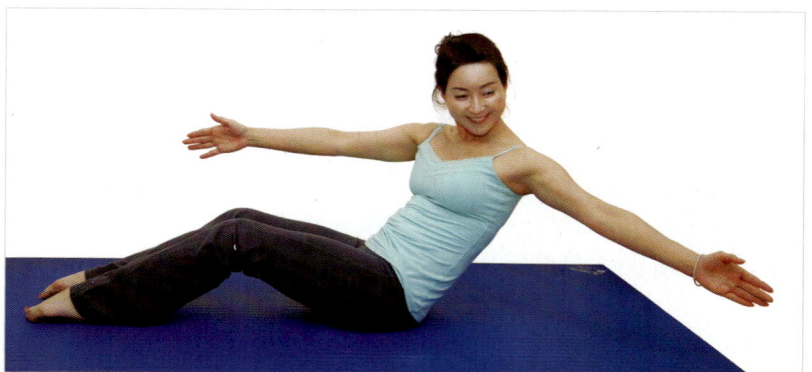

▶그림 이 동작을 연습할 때 가슴을 펴고 배를 집어 넣지 않으면 쉽게 허리를 굽히거나 머리가 튀어 나갈 수 있다. 몇 번의 연습을 거친 후 아픈 곳이 복부가 아니라 허리라면 복근이 힘을 못쓰기 때문이다. 이런 경우 계속 연습하지 말아야 한다. 복근을 단련시키지 못할 뿐만 아니라 허리의 상해를 초래할 수 있기 때문이다. 주의사항을 자세히 읽어본 다음에 처음부터 다시 시작하자!(등과 허리를 굽히다.)

▶ 주의사항

동작을 연습할 때 척추의 S형 배열을 항상 유지하여야 한다. 신체가 뒤로 기울면서 오른쪽으로 돌릴 때 계속 가슴을 펴고 배를 집어넣은 자세를 유지하여 허리가 뻐근한 감각이 있어야 힘이 복외사근에 집중될 수 있다. 이 동작을 연습할 때 '힘이 닿는데까지'라는 말이 아주 중요하다. 사람마다 뒤로 젖힐 수 있는 각도가 다르다. 이는 복근의 힘과 아주 큰 관계가 있다. 어떻게 하면 '힘이 닿는데까지' 할 수 있을까? 먼저 스스로 자기의 한계를 시험해 볼 수 있다. 뒤로 기울면서 좀만 더 기울면 뒤로 넘어지는 감각이면 그 각도가 최대치이다. 매 번 이 각도에 이르게끔 저절로 깨달아야 최적의 효과를 가져올 수 있다. 매번 원상태로 복귀할 때에는 복근이 좀 휴식할 수 있게끔 하여야 한다. 때문에 원위치로 복귀할 때도 척추의 S형을 유지하는 데 주의하여야 한다. 바로 앉았을 때 복근을 잠깐 풀었다가 다음 동작을 준비하여야 한다.

▶ 높은 단계 동작

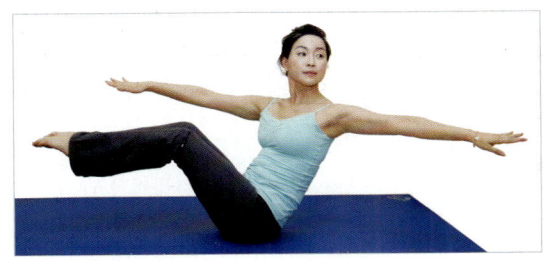

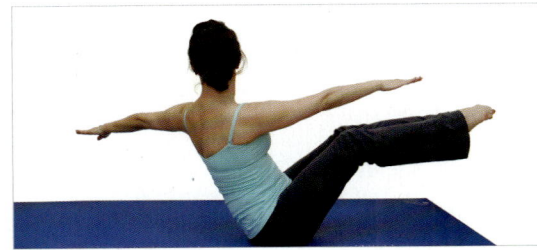

▶그림 양발을 붙인 상태에서 무릎을 굽히고 들어서 소퇴가 바닥과 평행되게 하고 팔은 앞으로 펴서 시작 동작으로 한다. 숨을 내쉴 때 얼굴을 옆으로 돌린다. 숨을 들이마실 때 원상태로 돌아간다. 좌우로 왕복 8회를 실시한다.

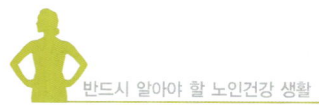

3. 탄탄한 복부 만들기

오랫동안 앉아 있거나 식사 후 바로 앉아 있으면 배가 나오게 된다.
이 단원의 동작은 복부 근육군을 단련하여 평평하고 튼튼한 복부를 만들어 준다.

01 두 다리로 원 그리기

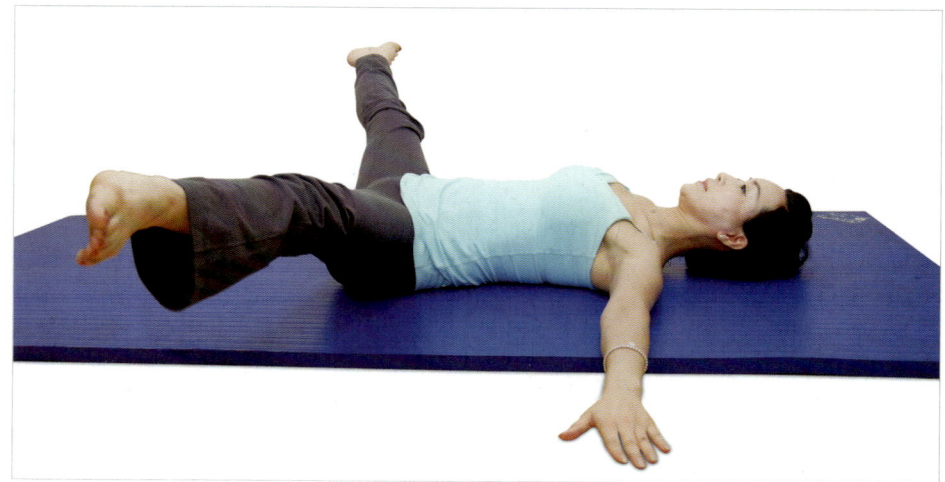

▶ **동작효과**
복부 근육군을 강화하고 하복부 지방을 제거한다.
　▶ 이 동작은 복직근을 단련한다. 복직근은 보디빌더의 여덟 조각 근육의 부위를 가리킨다. 노인들은 튀어 나온 근육보다는 평탄하고 건실한 군살이 없는 복부가 적당하다. 평소 자신도 모르게 늘어진

지방이 하복부에 생기게 된다. 이것이 바로 아랫배라는 것이다. 이 동작은 평소 단련하기 어려운 하복부를 효과적으로 단련시킨다.(복직근, 복횡근)

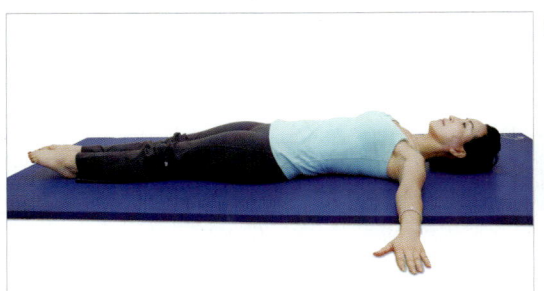

▶그림1 누운 자세에서 양손을 좌우로 벌려 몸과 수직이 되게 한다. 손바닥이 아래로 향하게 바닥에 놓고 두 다리는 합쳐 곧게 편다. 숨을 들이마시며 준비한다.

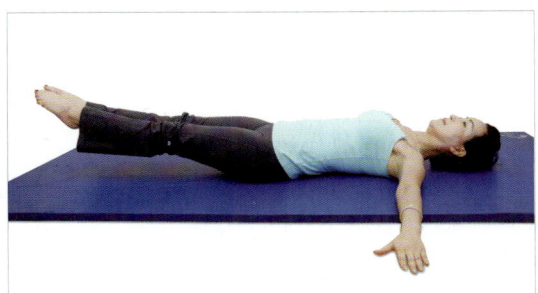

▶그림2 숨을 내쉬며 양 다리를 합쳐 곧게 편 채로 땅에서 15cm쯤 들고 있는다.

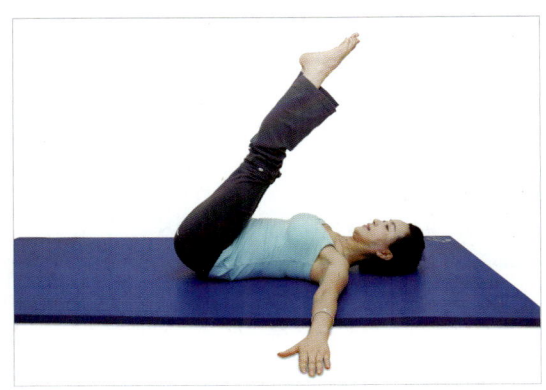

▶그림3 숨을 들이마시며 양발을 곧게 편 상태로 몸 쪽으로 최대한 가까이 붙인다. 이때 요추가 땅에 붙고 미추가 들리는 것이 정상이다.

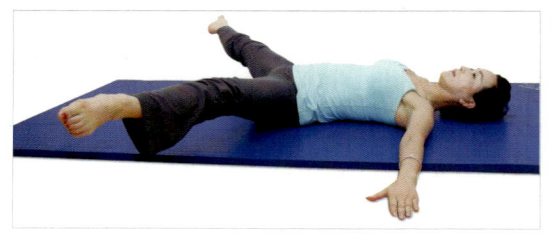
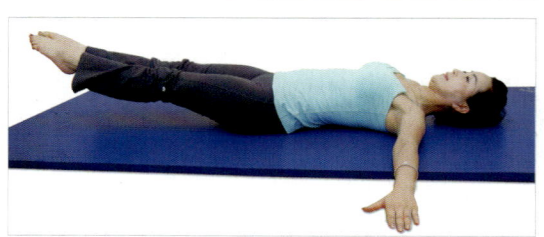

▶그림4 숨을 내쉬며 아래로 큰 원을 그리면서 양 다리를 바깥으로 벌린다. 숨을 들이마시며 다리를 위로 치켜 든다. 숨을 내쉬며 원을 그린다. 이 동작을 반복해서 8회 실시한다.

▶ **대체동작**

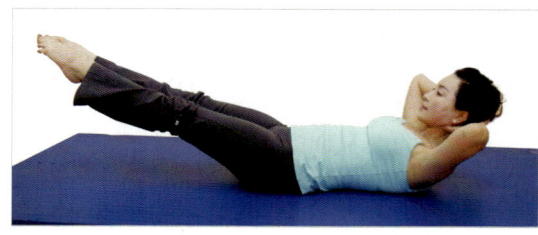
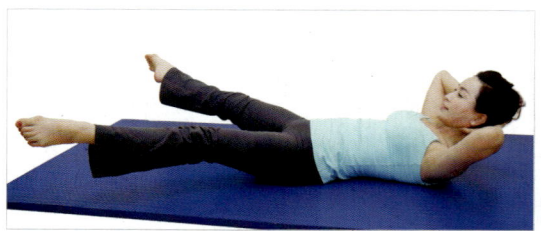

▶그림 이 동작을 실행할 때 요추를 안정시키기 어려우면 양손으로 가볍게 머리를 싸서(이때 턱과 가슴이 주먹 하나의 거리를 유지한다) 견갑골이 땅에서 떨어지게 하면 요추가 땅에 붙고 상하이동의 문제가 발생하지 않는다. 동시에 양 발이 원을 그리는 폭도 조절할 수 있다. 원이 클수록 강도가 강해진다. 원이 작을수록 강도가 약해진다. 상황에 따라서 조절할 수 있다.

▶ **틀린 동작**

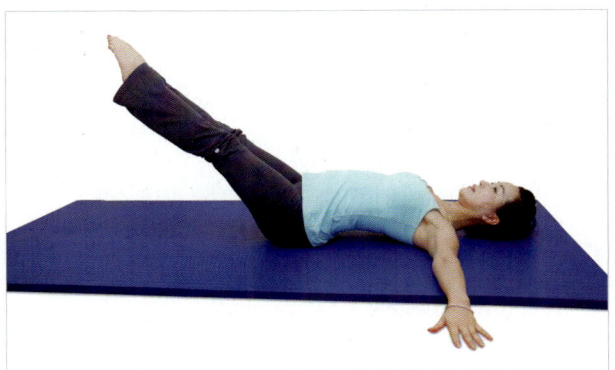

▶그림 복근이 느슨해 바닥 요추가 위로 들리게 된다. 만약 양 다리가 원을 그리면서 허리가 상하로 이동하게 되면 상반된 효과가 나타나 요추를 압박하게 된다. 이 동작은 복근을 강화하여 요추의 안정을 보호할 수 있게 한다. 이 동작을 실행할 때 복근이 강력하면 척추의 S형 각도를 유지하는데 도움이 되며 외력에 의해서 신장된 부위가 과도 신장되고 굴곡된 부위가 과도 굴곡되지 않는다는 것을 느낄 수 있다(허리가 들렸다).

▶ **주의사항**

척추의 구조는 S형 배열이기 때문에 반듯하게 누웠을 때 요추가 조금 땅에서 떨어지는데 대개 손을 하나 넣을 수 있는 거리이다. 동작 시 곧게 편 양 다리가 신체에 가까이 붙일 때 미추는 땅에서 떨어지게 되고 요추는 땅에 붙게 된다. 다리를 벌리면서 원을 그릴 때 미추는 땅에 붙게 되고 요추도 땅에서 한 손이 들어갈 만한 거리로 땅에서 떨어지게 된다. 후에 반원을 그릴 때는 복근의 단련이 시작된다. 복근에 힘을 줘야 요추와 바닥과의 거리를 유지하고 요추가 위로 들리는 것을 피할 수 있다.

팔을 신체 양쪽에 벌려 놓는 것은 몸의 평형을 유지하기 위해서다. 힘을 쓸 필요가 없고 어깨도 힘을 뺀 상태를 유지하여야 한다.

▶ 높은 단계 동작

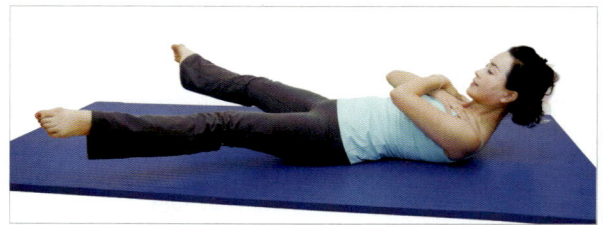

▶그림 상반신은 반듯하게 눕고 양손은 가슴 앞에 교차시켜 어깨에 놓고 척추의 각도는 완전히 척추 주위의 근육군으로 유지한 상태에서 손은 보조 역할을 하지 않는다. 때문에 강도가 높아지고 다리동작의 각도도 크게 할 수 있다. 일정한 기간 동안 연습을 해온 사람이라면 단련효과는 더욱 좋을 것이다.

02 가위 체위

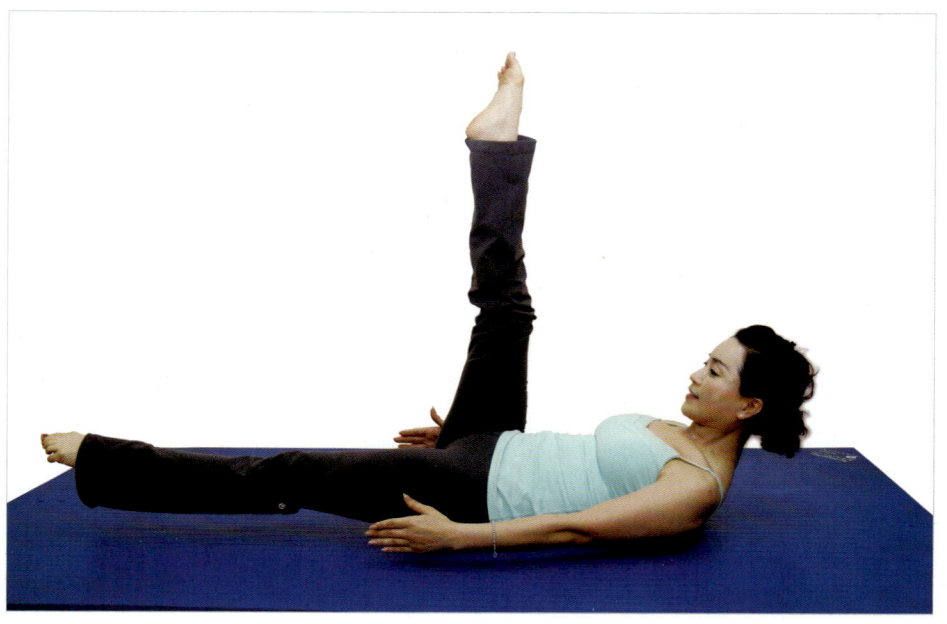

탄탄한 복부라인을 만든다.
▶ 양발이 교차 운동할 때 신체가 좌우로 흔들리지 않게 하기 위하여 복근과 대퇴가 힘을 쓰게 된다. 때문에 연습 시에 복부와 대퇴가 시큰해짐을 느낀다. 이 동작은 핵심근육군을 효과적으로 단련시키며 허리와 복부의 라인을 만드는 외 척추를 보호하여 자세불량으로 인한 척추병리상의 변화를 피할 수 있게 한다.(그림:복직근, 복횡근)

▶ 동작효과

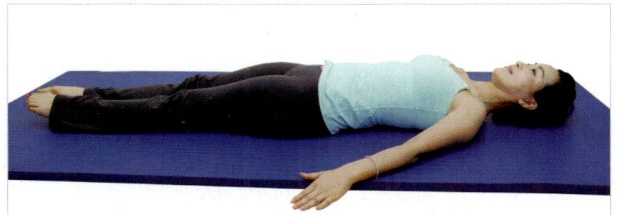

▶그림1 누운 자세로 양 다리는 곧게 펴고 손은 신체 양쪽에 놓는다.

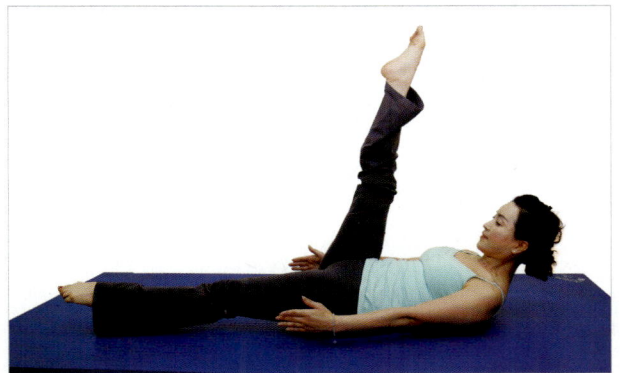

▶그림2 숨을 들이마시며 오른발을 위로 곧게 위로 들어올려 바닥과 수직이 되도록 만든다. 숨을 내쉬면서 어깨를 든다. 견갑골 하단만 바닥에 닿게 한다. 이때 턱과 가슴은 주먹 하나의 거리를 유지하며 양손은 다리 양 옆으로 붙이듯이 앞으로 편다.

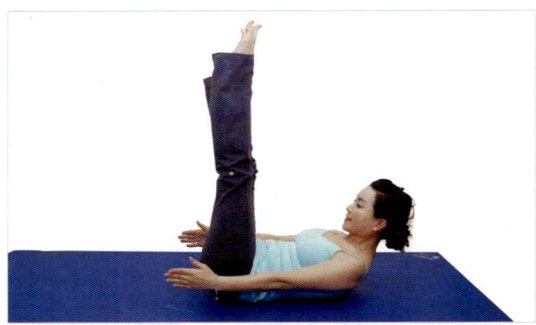

▶**그림3** 양손은 양발 옆에 그대로 둔 채 양다리를 직각으로 들어 올린다.

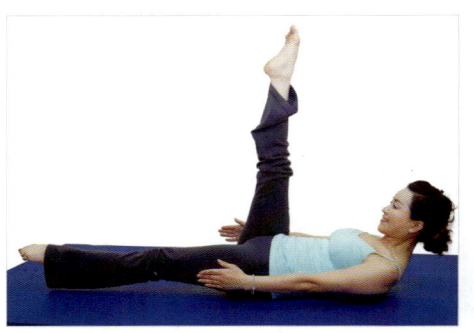 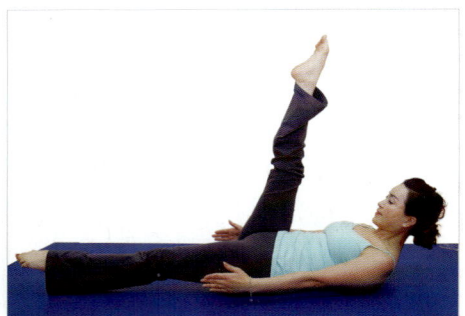

▶**그림4** 숨을 내쉴 때 오른발을 바닥에서 약 10cm 되는 곳에 내려놓는다. 숨을 들이쉴 때 반 공중에서 발을 바꾼다. 숨을 내쉴 때 왼발을 바닥에서 10cm 떨어진 곳에 내려놓는다. 동시에 오른쪽 발은 들어서 바닥과 수직되게 한다. 이렇게 숨을 들이쉴 때 발을 교차하고 숨을 내쉴 때 정지하면서 좌우를 왕복하여 15회 실행한다.

▶ **틀린 동작**

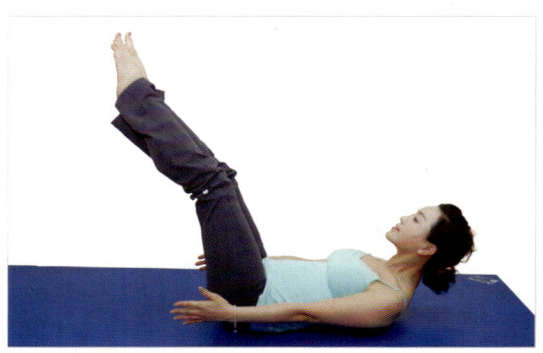

▶**그림** 손으로 머리를 너무 세게 감싸거나 머리를 뒤로 젖혀도 경추에 압력이 가해져서 쉽게 운동상해가 발생한다.
초보자는 피로하여 견갑골이 바닥에서 들려야 하는데 경부만 들린 것이다. 등이 내려간 것이다. 때문에 힘을 핵심근육군에 집중시킬 수 없다.(그림: 머리가 뒤로 젖혀 있다. 등이 바닥에서 들리지 않았다.)

▶ 대체동작

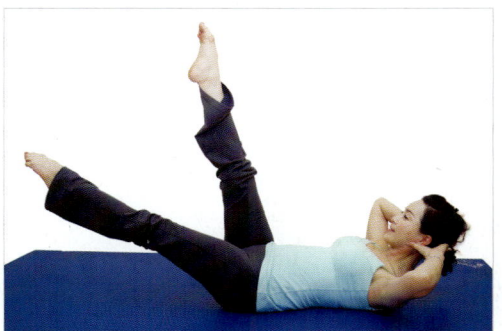

▶**그림** 경추 주위의 근육이 적기 때문에 이 동작을 행할 때 좀 어렵다. 만약 불편하면 양손으로 머리를 지탱할 수 있다. 초보자는 다리 뒷부분의 유연성 부족으로 다리를 들어서 바닥과 수직되게 하려면 쉽지 않다. 그러나 이는 효과에 영향을 주지는 않는다. 몸과 가까운 거리로 될 수 있는 한 다리를 들면 된다. 다른 발은 바닥에서 좀 높게 들고 있으면 강도가 약해진다. 어떻게든 양 다리의 이동 각도를 줄이면 동작을 쉽게 완성할 수 있다. 신체도 쉽게 균형을 유지할 수 있다.

▶ 주의사항

연습과정 중 발만 움직이고 몸은 움직이지 말아야 하며 흔들지 말아야 한다. 복근의 힘으로 안정을 유지하여야 한다.

턱과 가슴은 주먹 하나의 거리를 유지하며 경추는 양호한 배열을 유지하여 상해를 피해야 한다. 초보자는 경부가 시큼해짐을 느낄 것이다. 이는 정상적인 현상으로 경추 주위의 근육군이 단련되었음을 의미한다.

동작과 호흡은 서로 잘 배합되어야 하며 유연하고 리듬감이 있어야 한다.

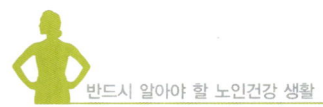

▶ 높은 단계 동작

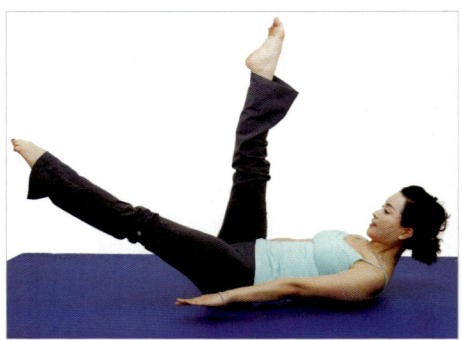

▶그림 다리 동작을 하는 동시에 손의 동작도 하여야 한다. 양손을 대퇴 양쪽에서 아래위로 이동한다. 양발의 위치를 한번 교차할 때 양손도 한번 아래위로 이동한다. 이 동각도는 10cm이다. 이렇게 하면 신체가 안정을 유지하는 난이도를 높여 더 큰 핵심근육군의 힘이 수요 된다. 더 높은 단계로 도전하는 수련자에게 적합하다.

03 평판 체위의 변화 체위

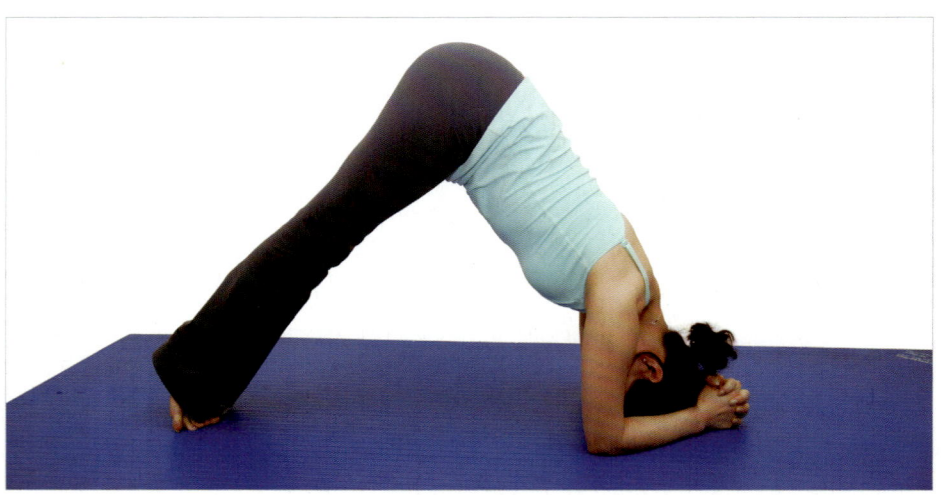

▶ 동작효과

핵심근육군을 발달시키고 척추를 보호해준다.

▶ 이 동작은 전반적인 핵심근육군을 단련시킨다. 동작이 정확하다면 복부, 엉덩이, 대퇴근육이 뻐근함을 느낄 것이다. 이 부위가 바로 핵심근육군이다. 정상적으로 연습하면 요추를 보호하고 척추의 문제를 유발하는 잘못된 자세를 피할 수 있다. 그 외에 팔도 동시에 단련한다. 이 동작은 배와 엉덩이를 탄탄하게 만들어 줄 뿐만 아니라 팔도 탄탄하게 만들어 준다.(그림: 복횡근, 복직근, 대퇴직근)

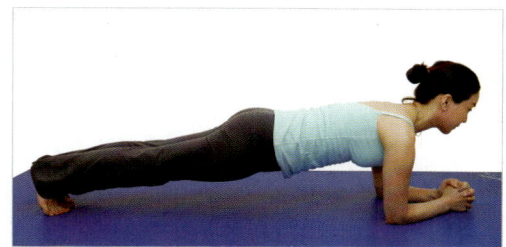

▶ 그림1 엎드린 자세로 시작한다. 양손은 깍지를 끼고 팔꿈치는 어깨 너비로 벌려서 양손과 팔꿈치가 정삼각형을 이루게 한다. 양 다리는 골반 너비만큼 벌리고 복부와 엉덩이에 힘을 준 상태에서 신체가 바닥에서 들려 평판식이 되게 하고 숨을 들이마시며 준비한다.

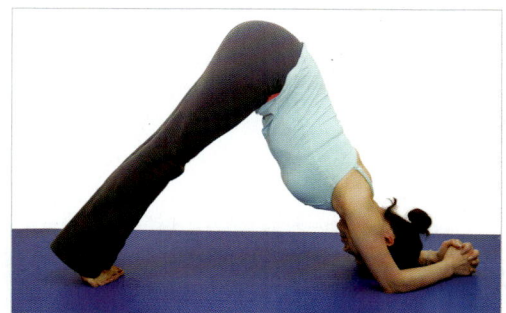

▶ 그림2 숨을 내쉬며 엉덩이를 위로 들어올리고 미추가 천장으로 뻗어 올라간다고 상상한다. 발뒤축은 들어올리고 경부는 풀어 준다. 눈은 배를 주시한다. 동작이 아래를 향한 견(犬)식과 흡사하다. 팔을 굽힌 것이 다른 점이다.

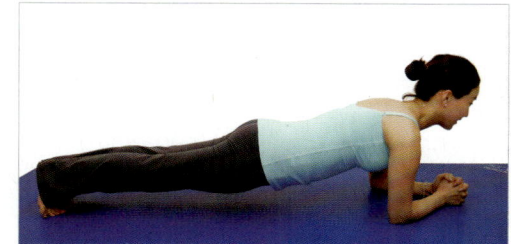

▶ 그림3 숨을 들이마시며 평판식으로 돌아온다. 숨을 내쉬며 아래로 향한 견식을 실시한다. 상하로 10회를 반복한다. 매개 동작은 반드시 제 위치에 도달하여야 하며 속도는 느린 것이 효과가 좋다.

▶ **주의사항**

평판식 체위를 연습할 때 허리의 안정을 유지하는 것이 쉽지 않다. 초보자는 늘 허리가 내려 앉지 않으면 엉덩이가 높이 올라간다. 때문에 엉덩이와 배에 균일하게 힘을 주어 신체가 평평한 판자처럼 균형을 유지하게 하여야 한다. 평판식을 제대로 했을 때 복부, 엉덩이, 대퇴가 열이 남을 느낀다. 이는 해당 부위가 힘을 쓰기 시작했다는 것을 알려준다. 이때 평판 체위를 반복 실행해야 효과가 있다.

엉덩이를 들어서 아래로 견(犬)식을 할 때 등을 평평하고 곧게 유지하는 것이 또 하나의 도전이다. 복근을 지속적으로 수축해야 한다. 그리고 발 뒤축을 반드시 높게 들어야 한다. 다리 근육을 끌어 곧게 펴서 위로 올려야 한다. 발 끝만 바닥에 붙인다. 이때 전신의 힘이 대부분 핵심근육군에 집중되는 상태이다.

▶ **대체동작**

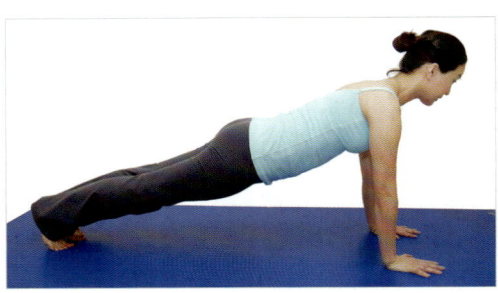

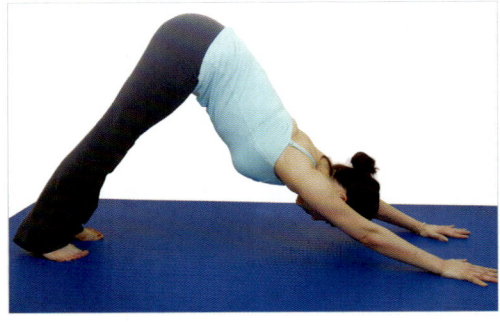

▶ 그림 이 동작을 연습하기 전에 우선 평판식과 아래로 향한 견식에 익숙하여야 한다. 초보자는 우선 이 두 가지 동작을 연습하여야 한다. 매번 평형을 유지하고 움직이지 않는 방식으로 약 30초간 다섯 번 호흡할 때까지 정지한다. 2회 반복한다. 일정 시간이 지난 뒤 아래위로 이동을 시작할 수 있다. 우선 팔을 편 자세로부터 시작하여 근력이 제고된 뒤 변화 식을 하면 된다. (그림: 평판식 체위, 아래로 향한 견식 체위)

Section 02

▶ 틀린 동작

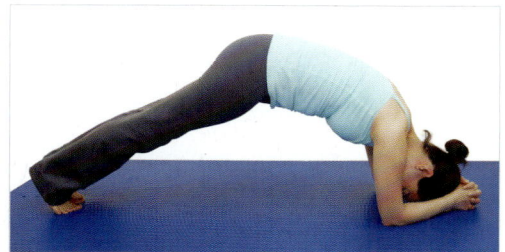

▶ 그림1

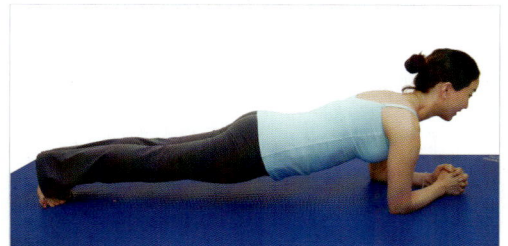

▶ 그림2

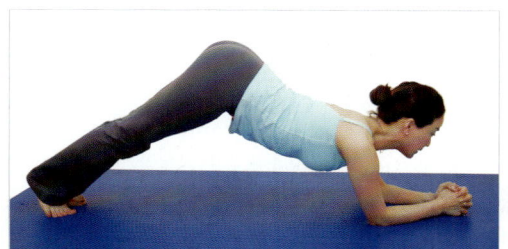

▶ 그림3

▶ 2의 동작 시 복근을 풀어주면 등이 구부러지면서 힘이 등에 가게 되어 핵심근육군이 힘을 쓰지 못하게 되고 팔이 더 많은 힘을 감당하게 된다.(그림1 : 둥근 등)

▶ 3의 동작 시 허리가 내려 앉으면 요추를 상할 수도 있다(그림2 : 허리가 내려 앉은 상태이다). 엉덩이만 치켜든 상태에서는 팔이 대부분의 힘을 감당해야 하므로 핵심근육군이 단련을 받지 못하게 된다(그림3 : 엉덩이를 치켜든 상태이다).

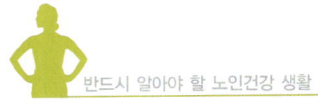

▶ **높은 단계동작**

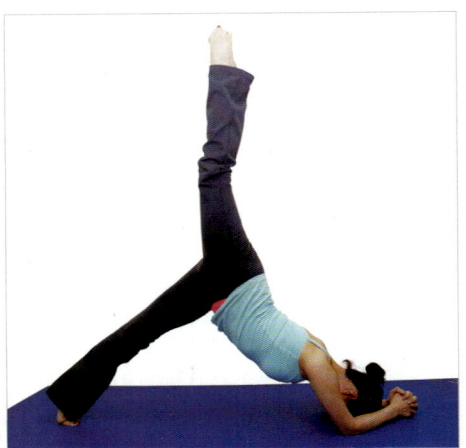

▶ 그림 동작의 흐름이 그림과 같아야 한다. 특히 아래로 향한 견식 동작 시 한쪽 발을 들어서 몸과 직선을 이루게 만든다. 양발을 서로 교체하여 상하반복으로 10회 실시한다.

04 공 굴리기

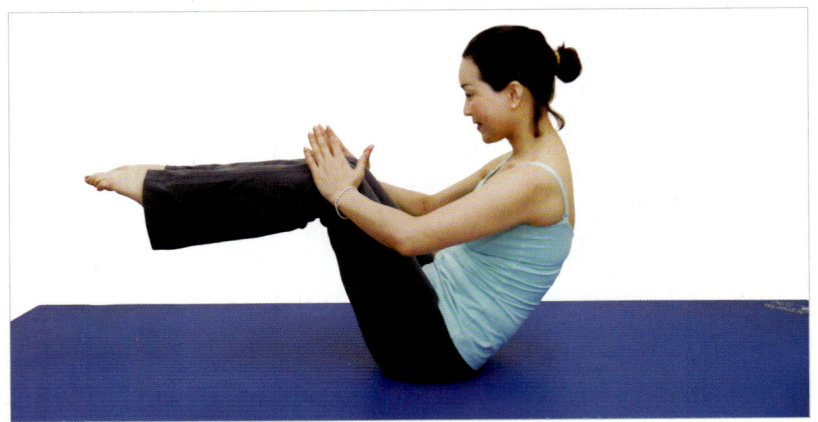

▶ **동작효과**
복부 심층의 근육까지 단련시켜 척추건강을 증진시켜주므로 특히 노

년 건강에 유익하다.

▶ 공굴리기는 보기에는 쉬워도 복횡근의 안정과 복직근의 힘이 있어야 고정된 '구형'을 유지하며 구를 수 있다. 앞뒤로 몇 번 구른 뒤 복부가 뻐근하면 동작이 정확한 상태이다. 장기간 연습하면 안정되고 힘있는 복근을 만들 수 있고 군살을 줄일 수 있다. (그림: 복직근, 복횡근, 대퇴직근)

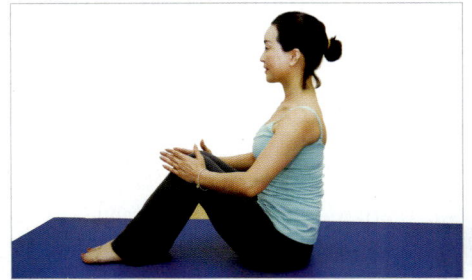

▶그림1 다리를 굽히고 앉은 자세에서 시작한다. 양손은 무릎 외측에 대고 양발은 붙인다.

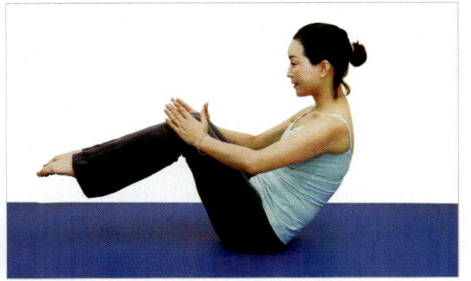

▶그림2 중심이 약간 뒤로 넘어간 상태에서 양 다리를 굽히고 합친 자세로 발을 들어올린다. 복부는 안으로 집어넣고 턱과 가슴은 주먹 하나의 너비를 유지하며 척추로 하여금 약간 C형의 자세를 취한다.

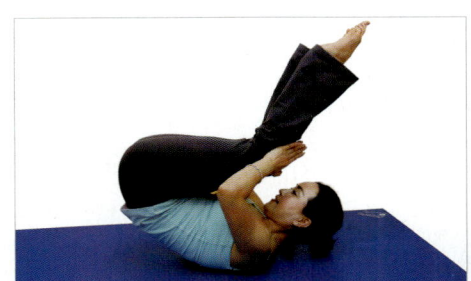

▶그림3 전신 근육을 모두 사용하여 균형과 조화를 이룬다. 척추의 C형과 다리의 위치를 고정한 후 숨을 들이마시며 뒤로 눕는다.

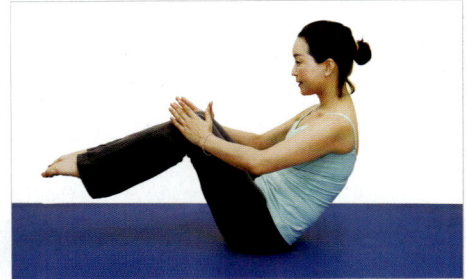

▶그림4 이어서 숨을 내쉬며 2의 동작으로 일어난 후 3초 동안 정지한 상태로 있는다. 다시 숨을 들이마시며 뒤로 누웠다가 숨을 내쉬며 앞으로 일어난 다음 3초간 동작을 정지한다. 같은 동작을 5~10회 실시한다.

▶ **대체동작**

동작을 몇 번 연습한 뒤 계속 구르기 어려우면 우선 2의 동작에 다섯 번 호흡할 때까지 정지한 상태에서 구형의 균형을 유지하는 연습을 한다. 이 동작은 핵심근육군을 단련하는 효과를 낼 수 있다.

▶ **틀린 동작**

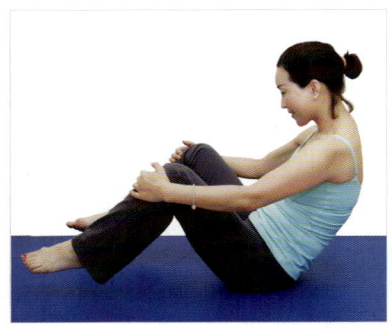

▶ 그림 복근의 힘이 가동하지 않으면 뒤로 누운 후 원래 자세로 굴러 돌아오기 어렵다. 이때 발을 앞으로 차는 힘을 이용하여 일으킨다. 이러한 동작은 틀린 것이다. 몸을 일으켰다 해도 정지한 상태를 유지하기 힘들다. 심지어 힘을 너무 세게 주어 몸이 앞으로 넘어갈 수 있다. 이 동작을 취할 때에 핵심근육군이 튼튼해야 신체동작을 통제할 수 있다.

▶ **주의사항**

연습과정에서 몸과 대퇴, 대퇴와 소퇴의 상대적인 위치를 유지하는 것이 동작의 열쇠이다. 내가 하나의 동그란 공이라 생각하면 구를 때 동작의 변화가 생기지 않는다.

복부를 안으로 거두어 들여 복근의 힘으로 척추를 C형으로 만든다. C형의 척추는 등과 허리를 굽혀서 만드는 것이 아니다. 때문에 연습할 때 아래등과 허리가 뻐근한 감각이 없다. 2의 동작을 실행하면 복근이 힘을 쓰는 느낌이 온다.

▶ 높은 단계 동작

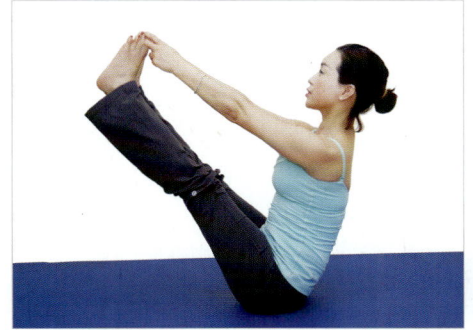 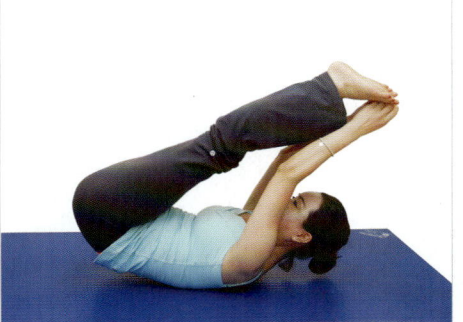

▶ 그림 동작의 순서와 요령은 같다. 굽은 다리를 펴서 구르면 된다. 양손은 시지와 중지로 양발의 모지를 걸고 가슴을 내밀고 배를 거두며 척추의 S형 배열을 유지한다. 뒤로 누울 때 복부를 안으로 넣으면서 척추가 C형이 되게 한다. 숨을 들이마시며 뒤로 구르고 숨을 내쉬며 앞으로 굴러 왔을 때 몸은 또 다시 S형 척추배열을 유지하게 된다. 3초간 동작을 멈춘 다음 다시 뒤로 눕는다. 왕복 5~10회 실시한다.

05 반대방향 막대기 체위

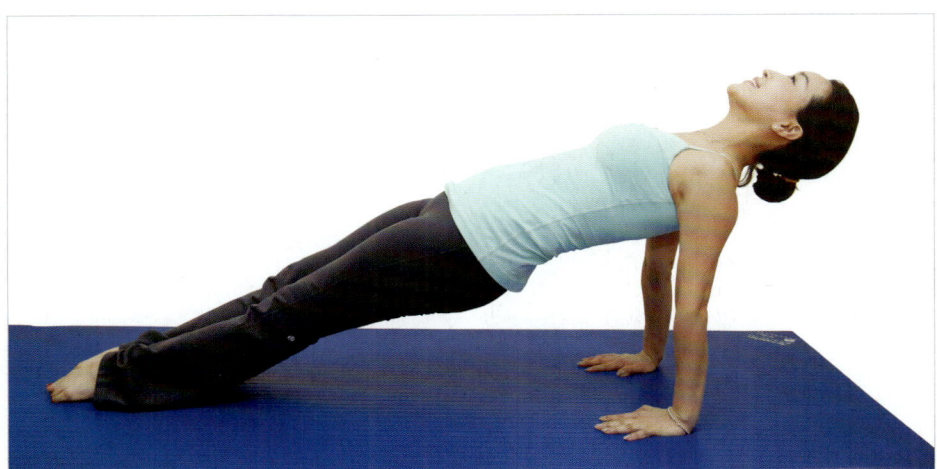

▶ **동작효과**

유연하고 탄탄한 몸을 만들어 준다.

▶ 이 동작은 핵심근육군을 단련시킬 뿐만 아니라 대퇴 뒤쪽과 팔 근육을 강화시킨다. 이런 부위의 운동은 연습과정에 뚜렷하게 느낄 수 있다. 반대방향 막대기식의 효과는 이뿐만이 아니다. 이 동작은 핵심근육군을 전부 평균적으로 힘쓰게 만드는 동작이기에 정상적으로 연습하면 몸의 모든 윤곽이 젊은이 못지않게 유연하고 탄력있게 될 것이다.(그림: 복직근, 복횡근, 대둔근, 대퇴이두근)

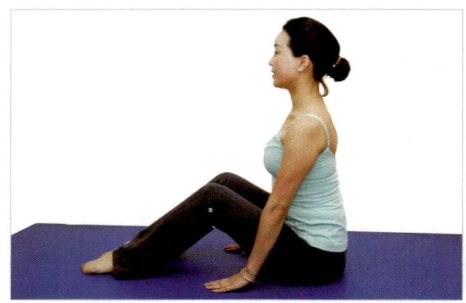

▶그림1 다리를 굽혀 앉은 자세로 손은 자연스럽게 아래에 내려놓는다.

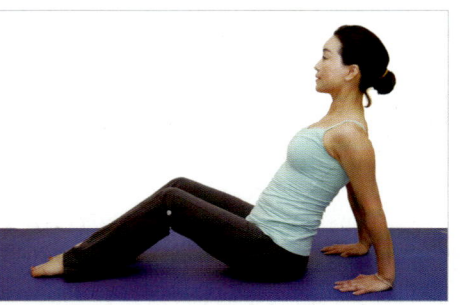

▶그림2 양손을 엉덩이 뒤에 놓고 손가락은 앞을 향한다. 양손의 너비는 골반 너비와 같다. 발과 무릎도 골반 너비만큼 벌린다. 숨을 들이마시며 동작을 준비한다.

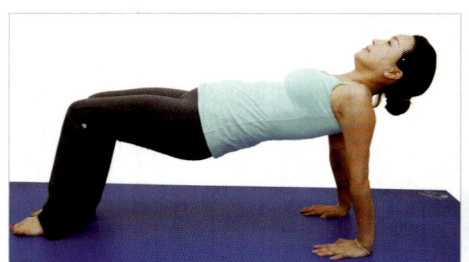

▶그림3 숨을 내쉬며 엉덩이를 위로 들어준다. 엉덩이와 배에 힘을 주어 몸과 대퇴가 일직선이 되게 만든다. 신체가 'ㅠ'형이 되게 한다.

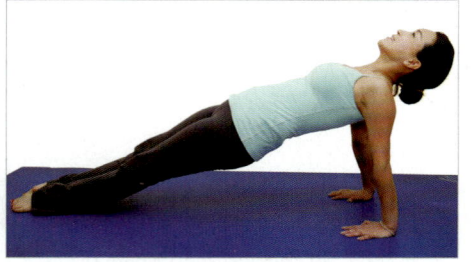

▶그림4 양발을 붙이고 앞으로 펴서 5회 호흡을 하면서 약 30초간 정지한다.

Section 02

▶ **대체동작**

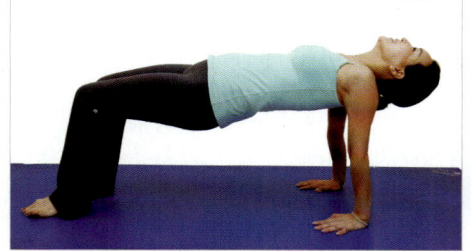
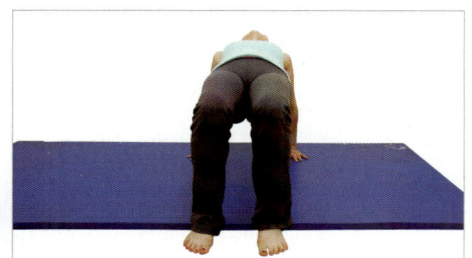

▶그림 반대방향 막대기 체위를 해보지 못한 사람은 우선 3의 동작에서 멈춘다. 이 동작을 취할 때 팔과 소퇴가 전부 바닥과 90도 직각상태로 만들어야 한다. 손발은 골반 너비만큼 벌린다. 동작이 완성되면 책상처럼 균형있는 상태이다.

▶ **주의사항**

평판 체위의 연습과 마찬가지로 엉덩이와 복부에 힘을 주어 척추가 자연적인 S형 배열을 유지하게 만들고 경추도 잘 제어해야 한다. 목이 뒤로 젖혀져 경추를 압박하지 않아야 한다. 신체가 한 장의 판처럼 평온하고 힘이 있다고 상상한다.

어깨 주위의 근육군이 힘을 써야 한다. 어깨가 안정을 유지하고 내려

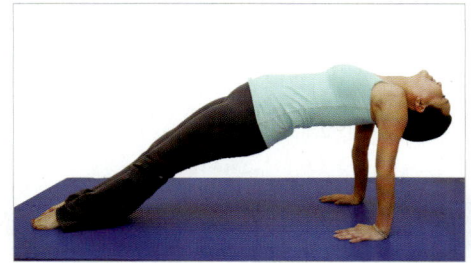
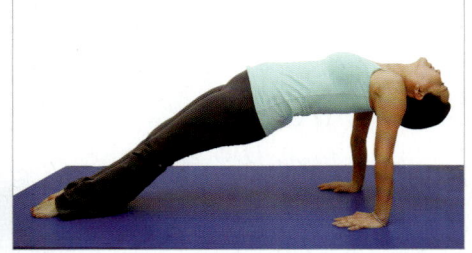

▶그림1 엉덩이가 내려앉아 핵심근육군이 힘을 쓰지 못하면 단련효과를 얻을 수 없다. 그리고 어깨가 내려 앉고 팔을 펴면 견관절과 팔꿈치에 큰 압력이 가해진다(그림1: 어깨가 내려 앉고 팔을 펴고 엉덩이가 내려 앉은 상태이다).

▶그림2 만약 엉덩이가 높이 올라가면 요추를 압박한다. 목을 뒤로 젖히면 경추를 상하게 된다 (그림2: 엉덩이가 너무 높게 올라간 상태이다).

앉지 말아야 한다.
팔은 약간 굽힌 상태에서 팔의 근육으로 몸을 지탱한다. 팔을 완전히 펴면 힘이 팔꿈치를 압박하여 운동상해를 입을 수 있다.

▶ **높은 단계 동작**

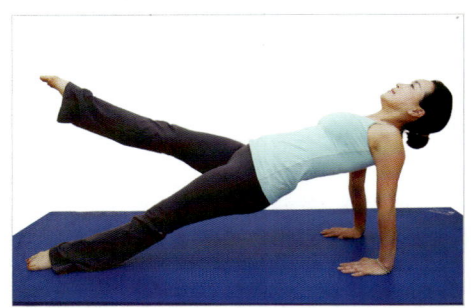

▶ 그림 동작은 다음과 같다. 한쪽 발을 들어서 앞을 가리키게 하고 다섯 번 호흡을 하는 동안 멈추었다가 발을 바꾸어 실행한다.
이 동작은 엉덩이 근육을 단련하여 효과적으로 지방의 축적을 제거하고 근육이 처지는 것을 방지한다.

06 무릎 꿇은 자세로 뒤로 다리 들기

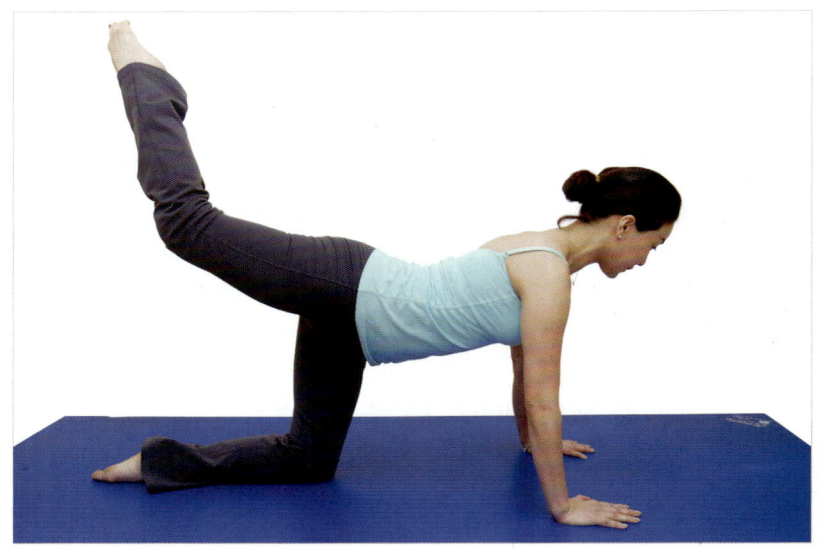

Section 02

▶ **동작효과**

치켜든 엉덩이의 비법, 처지는 것을 방지한다.

▶ 이 동작은 노인들이 따라하기에 약간 어려운 동작이기는 하나 점진적으로 동작을 반복하다보면 유연성도 좋아지고 노인들에게 많이 나타나는 관절염을 예방하고 치유할 수 있다. 또한 노년이 되면 모든 근육조직이 약해지고 아래로 처지게 되는데 이 동작을 반복하면 골반근육을 강화시킬 뿐만 아니라 엉덩이부위의 근육을 향상시켜 걷는데도 편하게 된다.

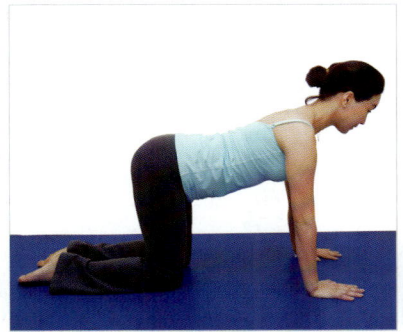
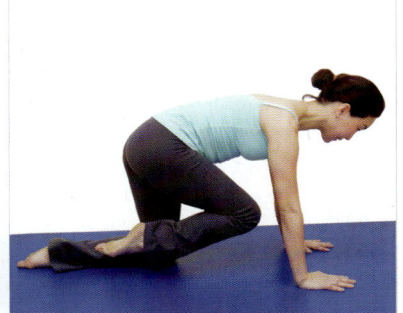
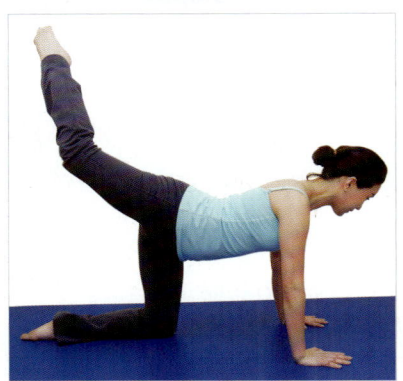

▶ **그림** 이 동작은 먼저 무릎과 팔을 어깨 너비로 벌리고 균형을 잡는다. 그런 다음 한쪽 다리를 서서히 뒤로 들어올린다. 이때 다리가 옆으로 틀어지지 않도록 유의하며 뒤로 들어올리는 것이 중요하다. 처음에는 무거움을 느끼나 반복하다 보면 노인들도 충분히 따라할 수 있는 동작이다.

▶ **대체동작**

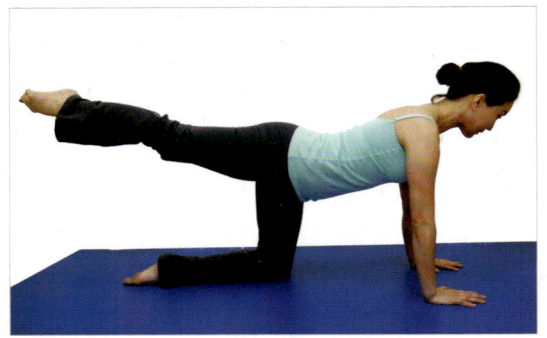

▶**그림** 중심이 여전히 안정되지 못한 사람은 다리를 드는 동시에 상반신을 흔들리지 않게 하기 어렵다. 그러므로 우선 다리를 뒤로 펴고 상하이동의 동작을 하지 않는다. 우선 핵심근육군의 가동과 대둔근의 힘을 주는 감각을 체험한다.

▶ **틀린 동작**

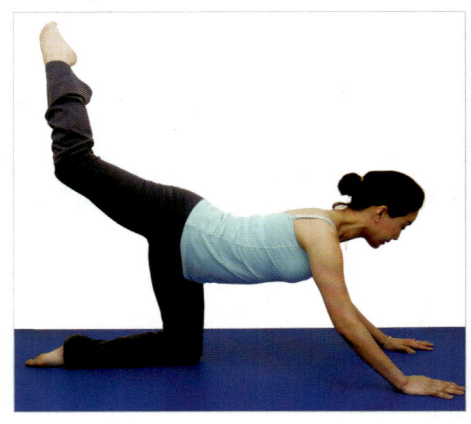 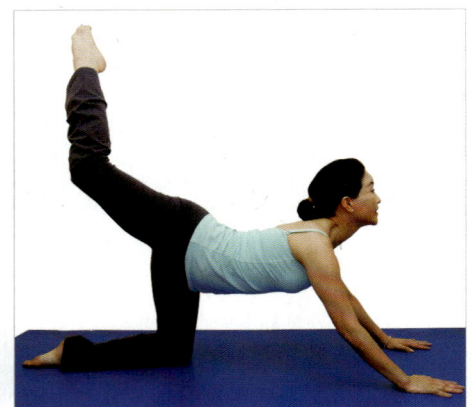

▶ 동작이 힘들기에 어떤 사람은 팔이 점점 굽어지고 머리는 점점 드리워 지는데 이는 흔히 보는 틀린 동작이다. 발을 얼마나 높이 뒤로 들던 지간에 무릎 꿇은 자세는 영향을 받지 말아야 한다.(그림1 : 상반신의 자세가 안정을 유지하지 못했다.)

▶ 다리를 뒤로 높이 치켜들 생각만 하다 보니 핵심안정을 잊어버린 것도 흔히 보게 되는 문제점이다. 허리가 내려가면 발이 더 높이 올

라 갈 수 있다. 그러나 이런 동작은 엉덩이 부분을 단련할 수 없기 때문에 도리어 허리부분이 부당한 외력을 받을 수 있기에 각별히 주의 해야 한다.(그림2 : 허리가 내려 앉았다)

▶ 거울을 옆으로 비춰보면서 허리가 안정부동의 자세를 유지하고 있는지 검사하면서 연습한다.

▶ **주의사항**

무릎 꿇은 준비 자세로부터 시작하여 핵심근육군의 안정과 척추의 S형 배열에 주의하여야 한다. 다리를 뒤로 치켜들 때 상반신은 어떤 변화도 없어야 한다. 반드시 상반신이 완전히 안정된 전제하에서 발을 될수록 뒤로 높이 치켜들어야 한다.

▶ **높은 단계 동작**

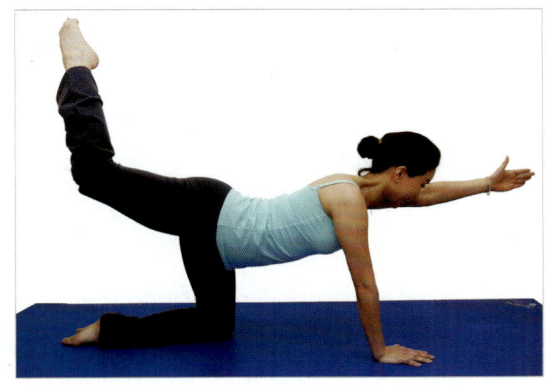

▶그림 동작의 순서와 요령은 완전히 같다. 다른 것은 왼손을 앞으로 편다는 것인데 신체동작의 안정의 난이도를 증가하는 것이다.

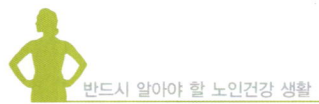

07 무릎 꿇은 자세로 다리 옆으로 들기

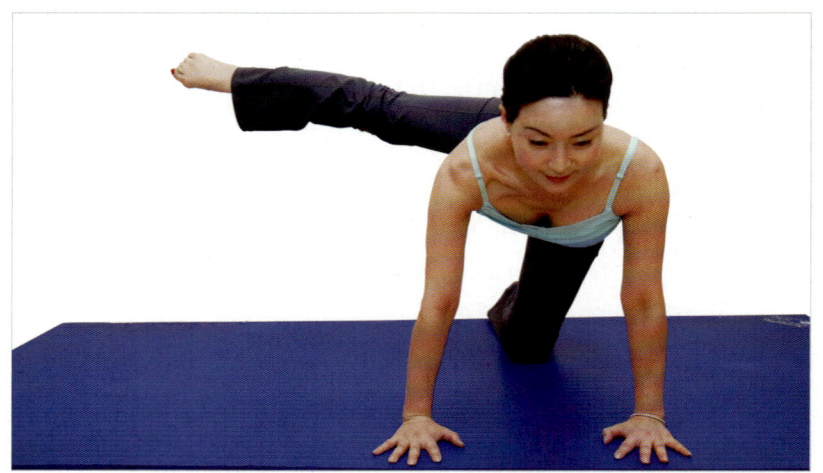

▶ **동작효과**

엉덩이 근육을 집중시켜 밖으로 퍼지지 않게 한다.

▶ 왼발이 아래위로 이동할 때 좌 둔부 외측이 뻐근함을 느끼며 심지어 경련이 생기기도 한다. 왜냐하면 이 부분의 근육을 주도적으로 쓰는 경우가 극히 적기 때문이다. 힘을 쓰기만 해도 이런 감각이 생기는 것은 정상적인 신체반응이다. 걱정하지 말고 계속 연습하면 둔부 외측의 근육이 건실하게 된다. 아픈 감각은 점차 줄어든다. 여자들은 엉덩이가 바깥으로 퍼지거나 커지거나 넓어지고 대퇴 상단의 외측에도 군살이 쌓이면서 노화된 신체도 변해간다. 이 체위법은 효과적으로 엉덩이와 대퇴외측의 윤곽을 탄탄하게 만들어 엉덩이를 탄력있게 만들어 자연스럽게 아름다운 체형을 만들어준다.(그림: 대둔근, 중둔근)

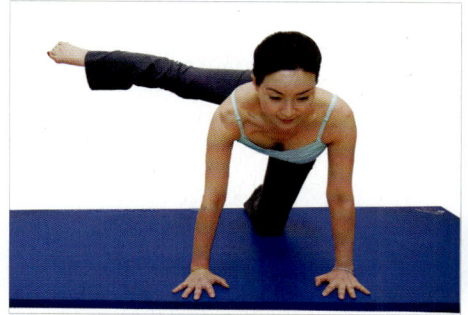

▶그림1 양 팔은 어깨너비로 벌리고 한쪽 무릎으로 균형을 잡은 후 다른 한쪽 다리는 편 상태로 옆으로 서서히 들어올린다. 노인들의 경우 처음에는 균형잡기도 힘들고 들어올린 다리의 무게로 어려움을 느끼나 반복하다보면 균형력도 좋아지고 골반이 편안해지는걸 바로 느낄 수 있다.

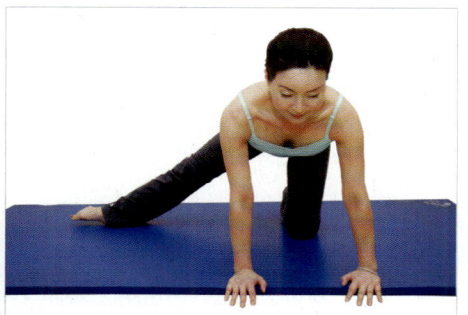

▶그림2 3점 1선 중심을 조금 오른쪽으로 이동하고 오른쪽 무릎이 양손 중앙의 뒤에 있게 한다. 이때 양손과 왼쪽 무릎 세 점이 균일하게 힘을 쓴다. 오른발은 바깥쪽으로 펴서 오른발의 발가락, 발뒤축, 왼쪽 무릎이 일직선에 놓이도록 하고 숨을 들이마시며 동작을 준비한다.

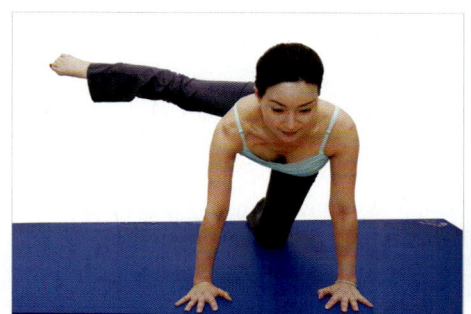

▶그림3 숨을 내쉬며 왼발을 들어 올려 바닥과 평행되게 한다.

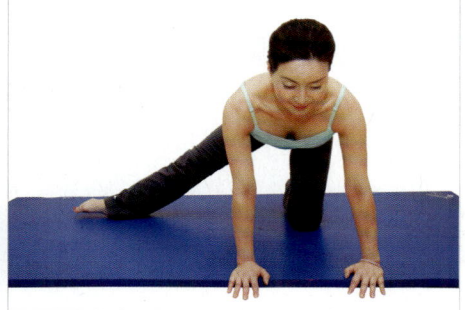

▶그림4 숨을 들이마시며 왼발을 내려놓는데 바닥에 닿지 않게 한다. 반복하여 숨을 내쉬며 다리를 들어 올린다. 숨을 들이마시며 내려놓는다. 상하반복 8회 후 발을 바꾸어 동작을 실시한다.

▶ 대체동작

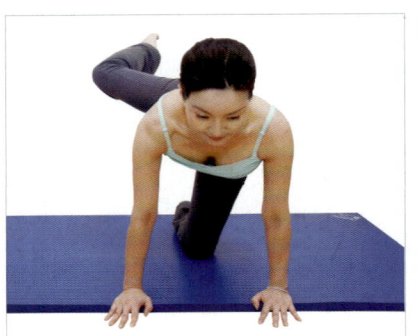

▶그림 발을 높이 들기 어려우면 우선 무릎을 굽힌 자세에서 연습하자. 소퇴를 뒤로 90도 굽혀 지렛대를 짧게 한다. 그러면 동작이 쉬워진다.

▶ 틀린 동작

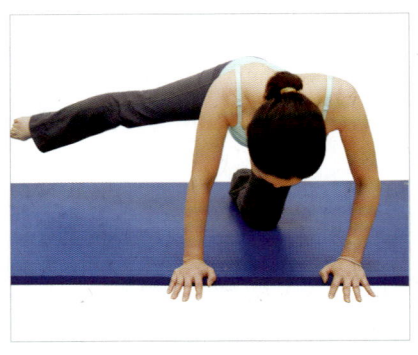

▶그림 3의 동작까지 하고 나면 엉덩이가 뻐근함을 느껴 왼팔이 점점 굽어지고 몸도 아래로 무너져 내리기 쉽다. 또한 오른쪽 발도 옆으로 드는 것이 아니라 점점 뒤로 들게 되면서 단련목표에 도달하지 못한다. 이 동작을 8회 반복하도록 권한다. 한꺼번에 할 필요가 없다. 정확한 동작이야말로 가장 중요하다(다리가 신체의 옆에 유지되지 못했다. 상반신이 안정을 유지하지 못했다).

▶ 주의사항

왼발을 위로 들 때 신체가 조금 오른쪽으로 기우는 것은 정상이다. 그러나 경사각이 작아질 때까지 열심히 연습해야 한다. 무릎 꿇은 자세를 취했을 때 몸의 위치를 유지하면서 동작을 수행해야 한다.

준비동작부터 왼발의 발가락, 발뒤축, 오른쪽 무릎 세 점이 일직선에 있게 하고 발을 들 때에도 의연히 세 점이 한 평면에 있게끔 하여야 한다. 그래야만 힘을 쓰는 위치가 오른쪽 둔부의 외측에 집중하여 좋은 효과를 가져올 수 있다.

▶ **높은 단계동작**

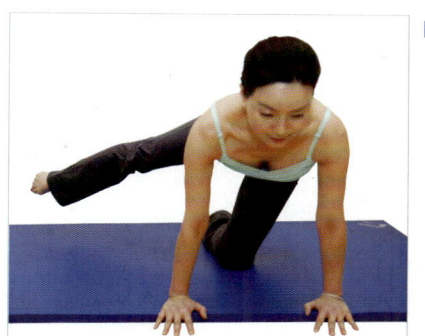

▶ **그림** 동작의 순서와 요령은 같다. 왼발이 상하 이동하던 것을 원을 그리는 것으로 바꾼다. 시계바늘 도는 방향으로 5바퀴, 시계바늘 도는 반대 방향으로 5바퀴, 위 반원을 돌 때에는 숨을 들이쉬고 아래 반원을 돌 때는 숨을 내쉰다.

08 아래로 향한 견 체위 다리 들기

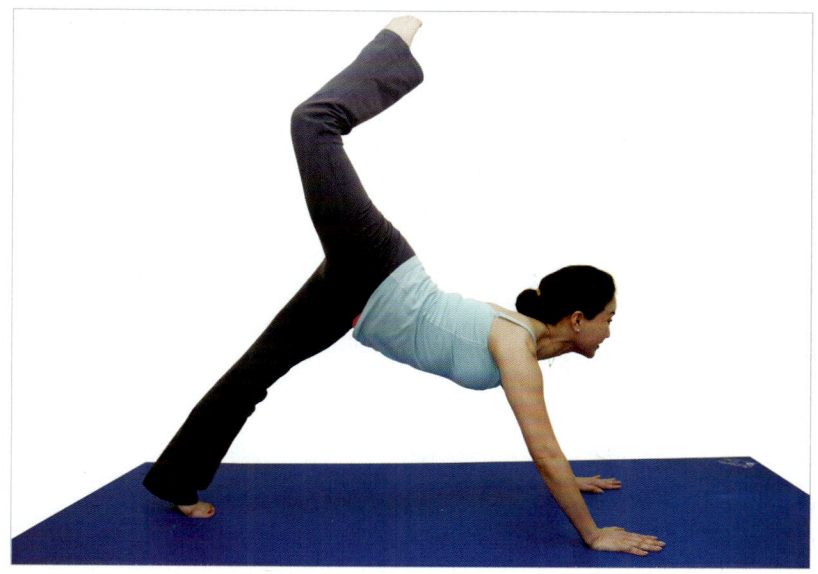

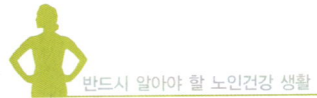

▶ **동작효과**

엉덩이 근육을 강화하여 건실함과 탄성을 회복한다.

▶ 이 동작의 목표근육군은 다리를 든 쪽의 대둔근이다. 연습 시 대둔근이 힘을 쓰는데 주의력을 집중시켜야 한다. 대둔근의 힘으로 발가락이 머리와 점점 가깝게 되도록 만든다. 이 동작으로 대둔근의 근력을 효과적으로 강화되고 군살을 빼고 탄탄한 엉덩이라인을 만들 수 있다.(그림 : 대둔근, 대퇴이두근)

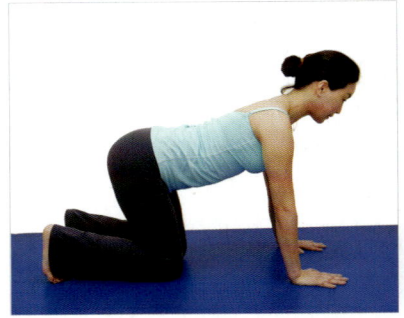

▶그림1 무릎 꿇은 자세로 시작한다. 숨을 들이마시며 동작을 준비한다.

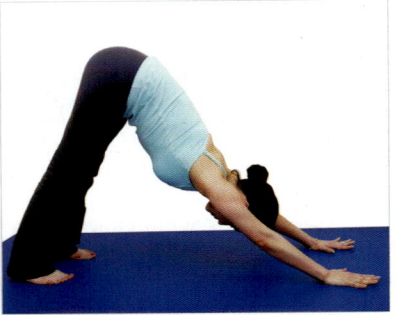

▶그림2 숨을 내쉬며 엉덩이를 위로 들어올린다. 발뒤축은 땅에 붙이고 아래로 향한 견(犬)식을 한다(발뒤축은 땅에 붙인다).

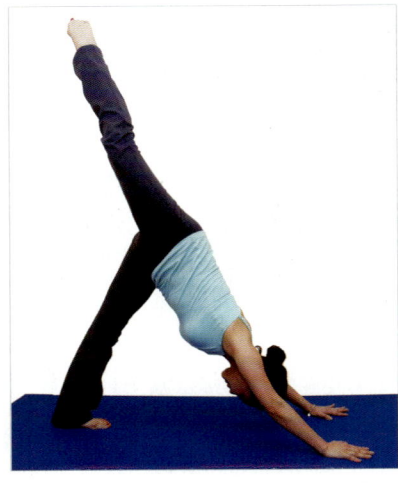

▶그림3 숨을 들이마시며 준비한다. 숨을 내쉴 때 오른쪽 발을 편 상태에서 위로 들어올린다. 최대한 높이 들어 등과 일직선이 되게 한다. 호흡에 따라서 실행한다. 동작을 멈추지 않는다.

Section 02

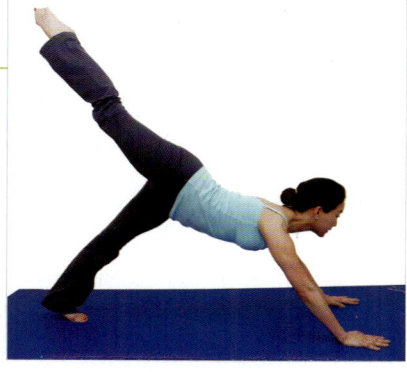

▶그림4 숨을 들이마시며 고개를 들고 앞을 주시한다.

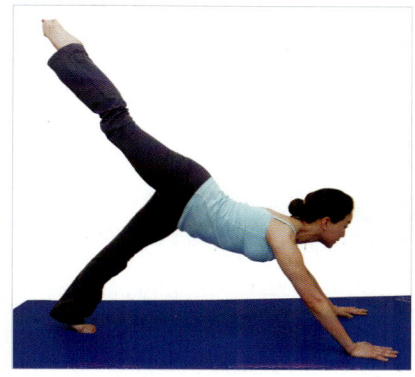

▶그림5 숨을 내쉬며 오른발을 굽혀 머리에 가까이 한다. 고개를 최대한 위로 쳐든다. 발가락을 목표로 가까이 한다. 발도 최대한 굽히고 높이 들어 머리 쪽으로 가까이 붙인다. 동작을 멈추고 약 30초간 다섯 번의 호흡을 마친 뒤 다리를 바꾸어 같은 동작을 실시한다.

▶ 동작효과

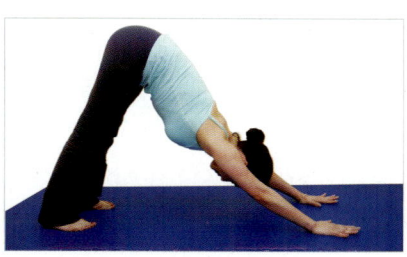

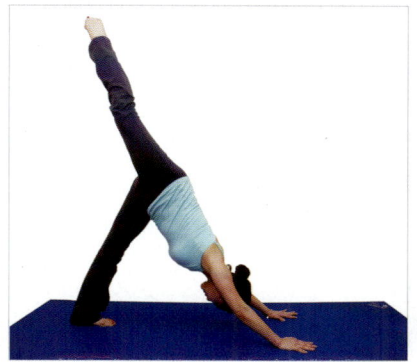

▶그림 이 동작을 연습할 때 우선 아래로 향한 견체위의 요령에 익숙해야 한다. 우선 척추의 배열에 주의해야 한다. 미추가 천정으로 뻗어간다고 상상하여 척추신전을 실시한다. 등이 휜 사람은 어려운데 등이 동그랗게 되는 문제가 생긴다. 그러면 우선 아래로 향한 견식을 연습한 다음 일정한 기간 단련을 통하여 점차적으로 교정해야 한다.

아래로 향한 견 체위를 순조롭게 완성할 수 있는 사람들은 다리를 드는 연습을 할 수 있다. 등과 다리가 직선이 되게 만든다. 미추와 발가락이 뒤쪽 사선 천장으로 뻗어 나간다고 상상한다.

제2장 요가 4주 탄탄한 몸매 만들기 ···103

▶ 틀린 동작

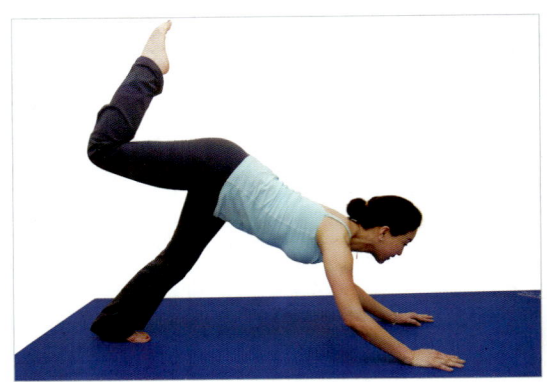

▶그림 한쪽 다리를 들고 있을 때 평형을 유지하기 어렵고 사지가 과도하게 피로하면 그것은 근력이 모자라기 때문이다. 이때 무리하게 발을 들어올리면 대둔근을 단련하는 효과를 가져오지 못한다. 도리어 팔과 상반신의 동작이 쉽게 변형하여 대퇴를 높이 들 수 없을 뿐더러 힘을 쓸 수 없다. 이때는 대체동작을 선택하여 기초를 충실히 한 다음 한걸음씩 다음 단계로 나아가야 한다.

▶ 주의사항

이 동작을 연습할 때 최선을 다했는가가 핵심이다. 동작과정 중 비록 바닥에 지탱하는 한쪽 발과 양팔이 힘을 쓰면서 뻐근하거나 떨리기도 하지만 다리를 든 쪽의 엉덩이가 중심점이라는 것을 잊지 말아야 한다. 대둔근은 반드시 힘을 다해야 뻐근한 감각이 있으며 좋은 효과를 가져올 수 있다.

▶ 높은 단계동작

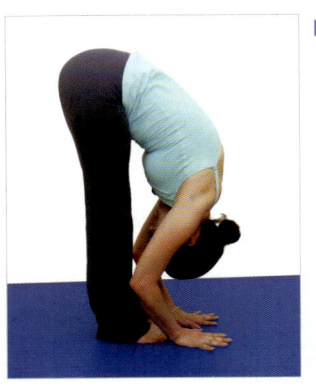

▶그림1 선 자세로 시작하여 몸을 숙여 양손이 바닥에 닿게 하고 양손과 왼발이 정삼각형이 되도록 만든다.

Section 02

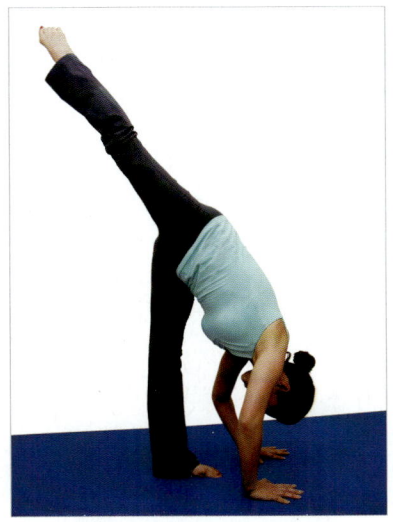

▶그림2 오른발을 들어서 발가락이 천장을 가리키게 동작을 취한다.

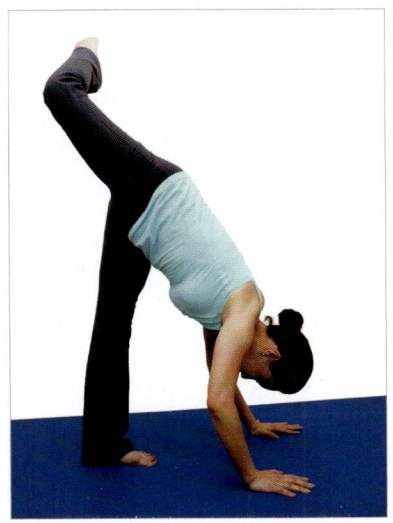

▶그림3 만약 자세가 어려우면 무릎을 굽혀도 괜찮다. 오른쪽 대둔근이 뻐근한 감각이 들 때까지 무릎을 천장으로 향한다.

09 꿇은 자세로 다리 들어 옆으로 구부리기

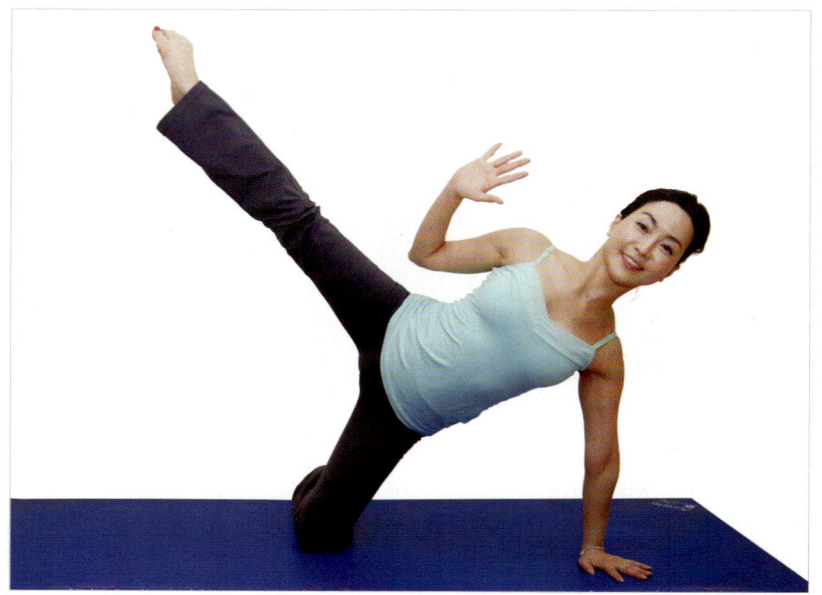

▶ 동작효과

엉덩이를 탄탄하게 만들고 군살을 빼준다.

▶ 무릎을 위로 들 때 엉덩이 외측이 단련되며 계속 연습하면 엉덩이 외측이 탄탄한 효과를 얻을 수 있다. 동시에 핵심근육군과 팔의 근력을 강화할 수 있다.(그림:중둔근, 대둔근)

Section 02

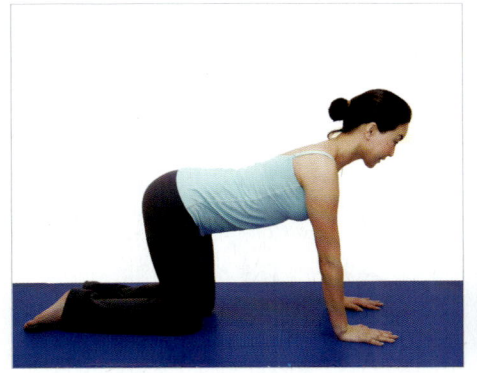
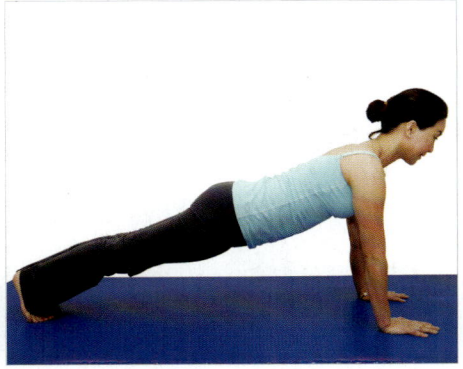

▶그림1 무릎 꿇은 자세로 시작하여 양발을 펴서 막대기 식 자세에 들어간다.

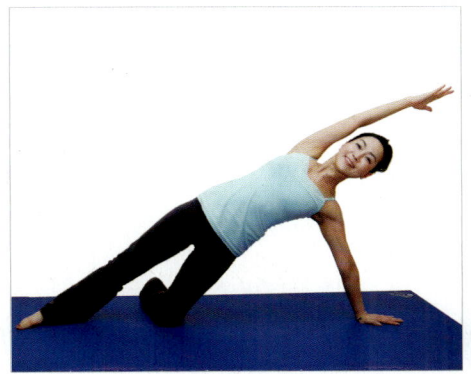
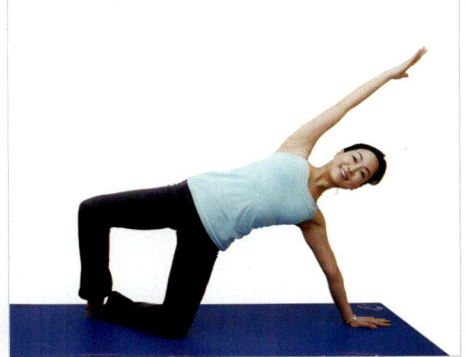

▶그림2 시계 방향으로 90도 돌아서 옆으로 된 막대기 식 동작을 취한다. 이어서 오른쪽 무릎을 땅에 대고 소퇴는 자연스럽게 편안한 위치에 놓는다. 왼팔은 펴서 귀 가까이로 가져간다.

▶그림3 숨을 들이마시며 왼쪽 무릎을 굽혀 무릎이 천장을 향하게 하고 발끝으로 지탱한다. 왼손은 머리방향으로 펴고 왼팔은 귀 가까이로 붙인다.

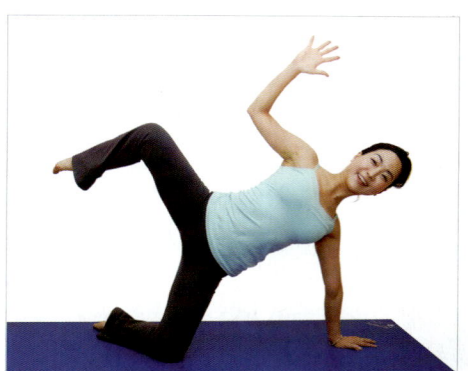 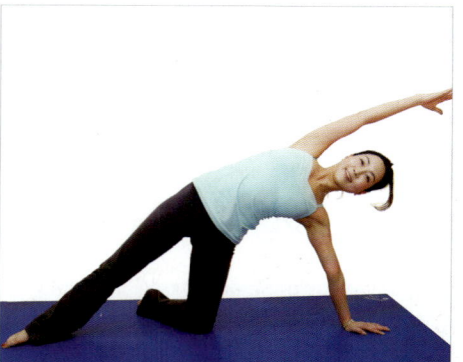

▶그림4 숨을 내쉬며 왼쪽 무릎을 위로 들어올린다. 왼쪽 팔꿈치와 왼쪽 무릎은 서로 가까이 한다.

▶그림5 숨을 들이쉴 때 왼쪽 다리와 왼팔은 다시 펴고 발끝은 바닥에 닿지 않게 한다. 숨을 내쉬며 왼쪽 팔꿈치와 왼쪽 무릎은 서로 가까이 하여 4의 동작을 완성한다. 숨을 들이마시며 5의 동작을 한다. 반복하여 8회 실시한 다음 자세를 바꾸어서 다른 쪽을 실시한다.

▶ 주의사항

무릎을 위로 들 때 평면을 만든 상태에서 들었느냐가 관건이다. 이렇게 해야만 엉덩이 외측의 근육군이 힘을 쓸 수 있다.

바닥을 지탱한 팔은 팔꿈치가 심한 압력을 받지 않게 조금 굽혀야 한다.

▶ 틀린 동작

이 자세의 목표근육군은 무릎을 든 쪽 엉덩이 외측 부위이다. 이 부위가 뻐근하지 않으면 틀린 동작이다. 무릎을 들 때 평면을 유지하는 것은 쉽지 않다. 몸이 앞으로 쏠리면 자세가 쉬워진다. 때문에 많은 사람들은 무의식간에 잘못된 동작을 취하게 된다. 8회를 반복하고 나니 도리어 다른 부위가 뻐근해지고 엉덩이는 감각이 없다. 때문에 엉덩이 외측이 힘을 쓰는 감각이 아주 중요하다. 매 번 동작을 취할 때마다 근육의 강렬한 수축을 느껴야 한다.

Section 02

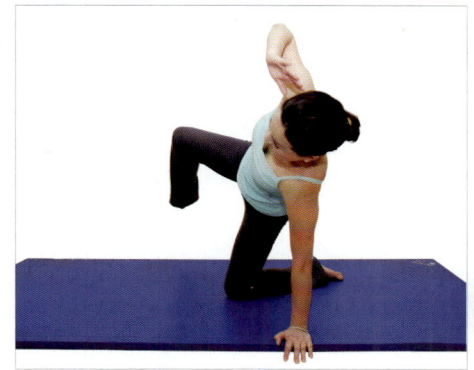
▶그림1 앞쪽으로 무릎을 들었다.(×)

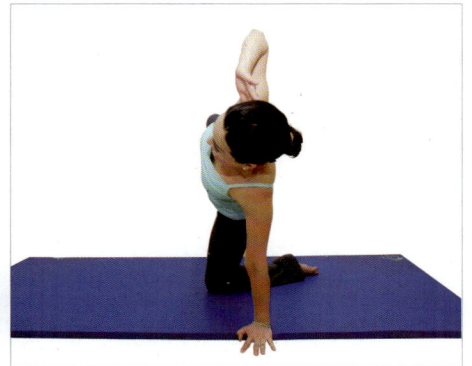
▶그림2 위 쪽으로 무릎을 들었다.(O)

▶ **높은 단계동작**

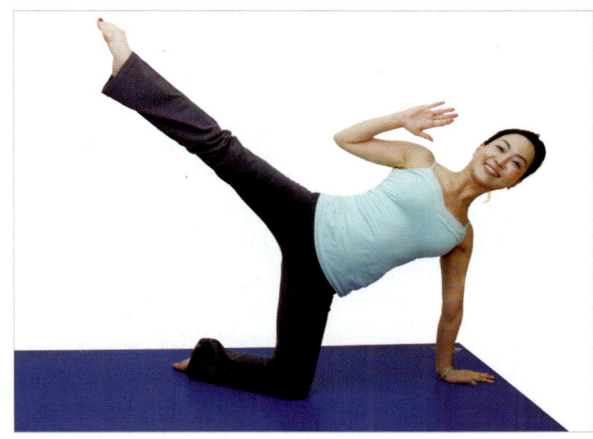

▶그림 4의 동작을 무릎을 펴고 할 수 있다. 상반신 자세는 그대로 유지되어야 한다.

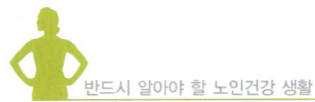
반드시 알아야 할 노인건강 생활

10 선 자세로 다리 들기

▶ **동작효과**

언제 어디서나 간편하게 운동할 수 있고 몸매 만들기를 게을리하지 않는다.

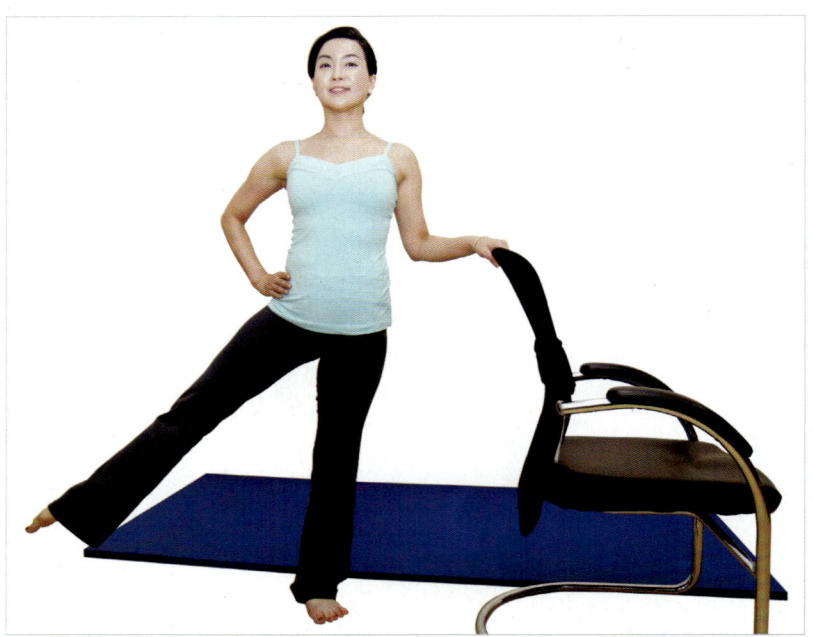

▶**그림** 이 동작은 언제 어디서나 연습할 수 있는 엉덩이 만들기 운동이다. 버스를 기다릴 때, 텔레비전을 볼 때, 식사준비를 할 때가 전부 운동할 수 있는 좋은 시기이다. 다리를 뒤로 들 때에는 엉덩이 뒤쪽과 대퇴뒤쪽의 근육군이 트레이닝 되며 옆으로 들 때에는 엉덩이와 대퇴의 외측을 트레이닝시킨다. 그 외 다리를 들 때 상반신이 움직이지 않으면 핵심근육군이 힘을 써야 하기에 엉덩이와 복부도 트레이닝 하게 된다.

▶ **정면그림**: 중둔근, 외측광근, 대퇴직근
▶ **배면그림**: 대둔근, 대퇴이두근

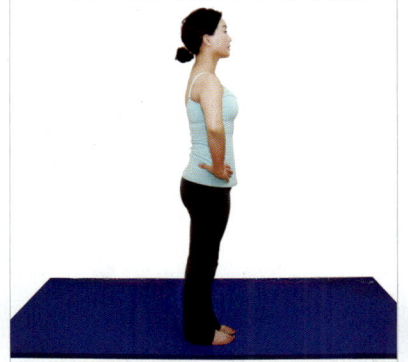
▶그림1 선 자세로 양손은 골반에 가져다 댄다. 숨을 들이마시며 동작을 준비한다.

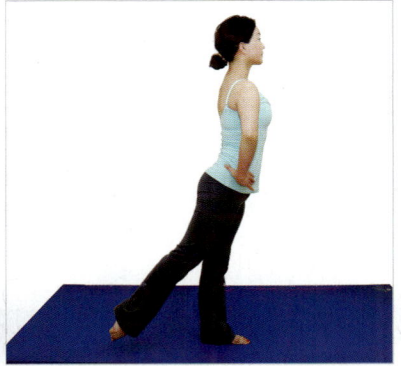
▶그림2 숨을 내쉬며 상반신과 골반이 움직이지 않는 상태를 유지하면서 오른쪽 다리를 편 채로 뒤로 든다. 앞뒤로 이동하는 각도는 약 20cm이다.

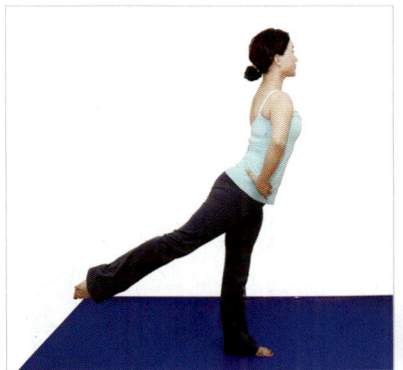
▶그림3 숨을 들이마시며 오른쪽 다리를 내려놓는데 바닥에 닿지는 않는다. 내쉬며 다시 뒤로 든다. 상하 반복하여 20회를 실시한다.

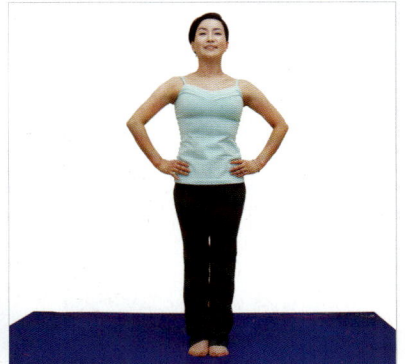
▶그림4 숨을 내쉬며 선 자세로 되돌아온다. 숨을 길게 들이쉰다.

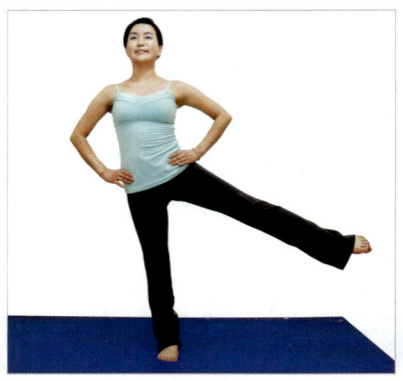 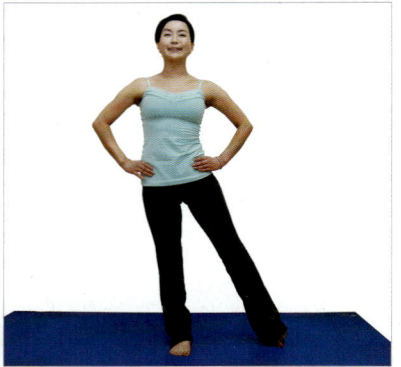

▶그림5 숨을 내쉬며 오른쪽 다리를 옆으로 든다. 이때 몸은 움직이지 않는다.

▶그림6 숨을 들이마시며 오른쪽 다리를 내려놓는데 바닥에는 닿지 않게 한다. 숨을 내쉬며 다시 옆으로 든다. 상하 반복하면서 20회를 실시한다.

▶ **대체동작**

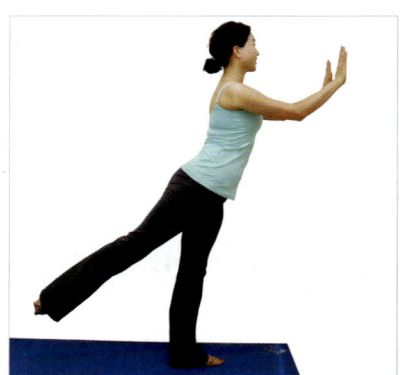 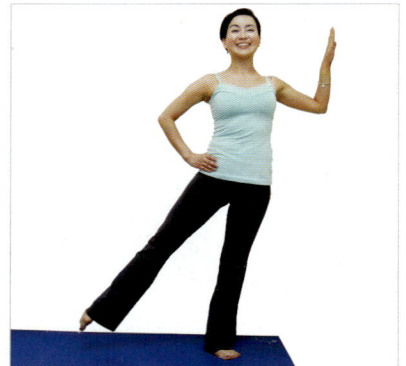

▶그림 동작의 순서와 요령은 같다. 손으로 의지할 수 있는 의자나 벽을 이용하여 동작을 수행한다. 물건에 너무 의존하여서는 안 된다.

▶ 대체동작

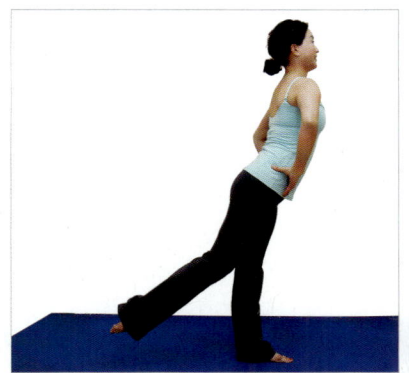 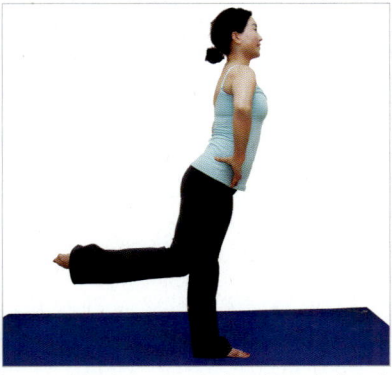

▶그림 다리를 너무 높게 들었기에 골반이 앞으로 기울어서 요추가 과도하게 신전하였다. 반복하면 허리가 뻐근할 뿐만 아니라 운동상해를 초래할 수 있다.
다리를 들 때 무릎을 굽혔기 때문에 소퇴가 상하로 이동할 때 대둔근을 연습할 수 없게 된다. 때문에 다리를 펴야 대둔근을 가동시킬 수 있다.

▶ 주의사항

▶ 핵심근육군의 안정, 상반신과 골반의 고정은 이 동작에 매우 중요하다. 다리를 너무 높이 들어올릴 필요가 없다. 골반을 고정하면 작은 동작의 각도라도 큰 효과를 거둘 수 있다. 만약 상반신이 움직이고 다리도 높게 들었다면 몇 번의 연습만으로 허리가 뻐근해짐을 느낄 것이다. 이때 연습을 정지하고 우선 대체동작부터 하여야 한다. 열심히 운동하는 것은 근육을 발달시키는 것이지만 척추 보호가 더 중요하다. 어떤 동작이라 하더라도 연습하면 할수록 허리가 더 아플 리는 없다.

▶ 다리를 옆으로 들 때 동작은 반드시 한 평면을 유지해야 한다. 유리 한 장에 붙어서 동작하는 감각이다. 이렇게 해야만 엉덩이 외측의 근육군이 힘을 쓸 수 있다.

▶ 다리를 들 때 무릎은 반드시 완전히 펴야 한다.

11 탄탄한 다리 만들기

노년에는 오랫동안 서 있거나 다리가 균일하게 힘을 주지 못하여 젊은이 등과 같이 보기 좋은 다리라인을 유지할 수 없다. 팔자로 걷거나 심하게 휜 다리를 예방하려면 아래의 다섯 가지 동작은 다리의 근육을 단련시켜 점차 젊은이 못지 않은 탄탄한 다리를 만들 수 있다.

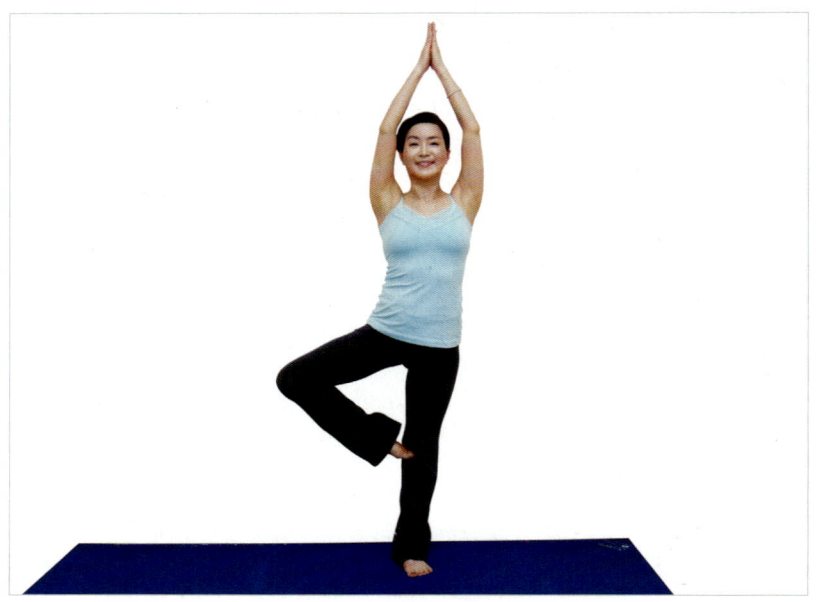

▶ **동작효과**

대퇴 내측의 군살을 제거한다.
이 동작의 목표는 대퇴내측 근육을 단련하는 것이다. 무릎을 옆으로 향하게 할 때 반드시 대퇴내측의 근육군을 사용해야 한다. 이 단련으로 평소에 쉽게 연습할 수 없었던 대퇴내측을 단련하여 탄탄한 다리를 만들 수 있다. 엉덩이근육도 다리의 자세를 유지하는데 필요하다. 이 동작은 엉덩이근력도 단련할 수 있다.(정면그림 : 대퇴직근, 대내전근, 뒷면 그림 : 대퇴직근, 외측광근, 중둔근, 대둔근)

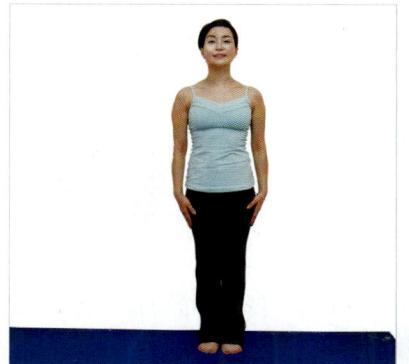

▶그림1 선 자세로 시작하여 양손을 자연스럽게 아래로 드리운다. 눈은 전방을 주시한다.

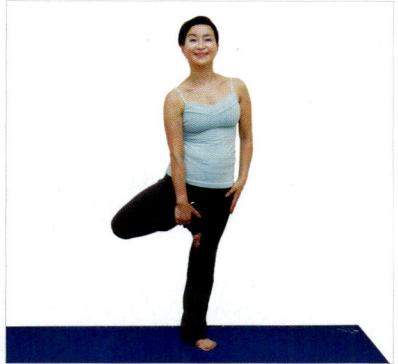

▶그림2 오른손으로 오른발을 잡고 발바닥을 오른쪽 대퇴내측에 붙인다. 신체는 평형과 중립을 유지한다.

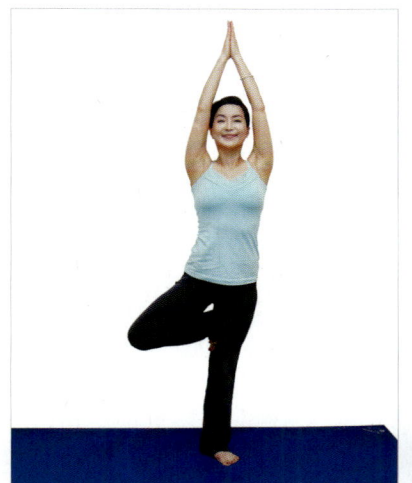

▶그림3 숨을 들이마시며 양손을 위로 들어 펴서 합장하여 나무식 동작을 취한다.

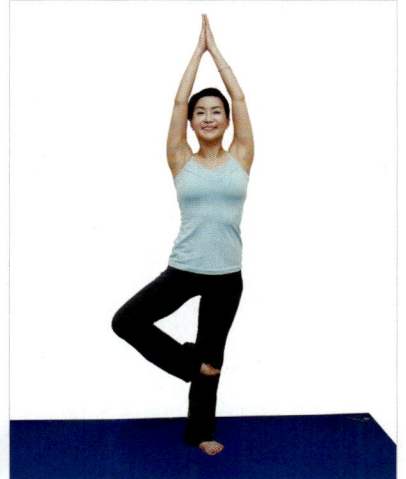

▶그림4 숨을 내쉬며 다른 동작은 취하지 않고 오른발 발바닥을 대퇴내측에서 분리시켜 다섯 번 호흡할 때까지 정지하고 난 후 방향을 바꾸어 동작을 실행한다.

▶ **대체동작**

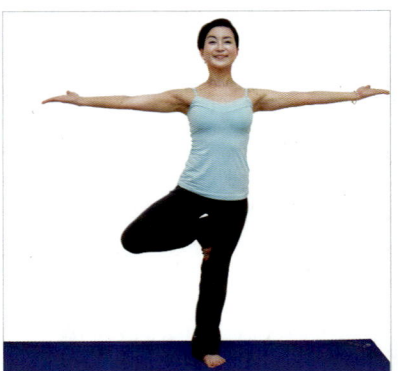 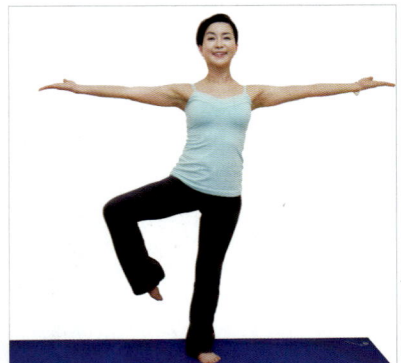

▶그림 이 동작을 연습하기 전에 우선 나무식에 익숙하여야 한다. 나무 체위는 한발 평형의 가장 기본적인 동작이다. 평형을 유지하기 어려우면 우선 나무식부터 연습하여 평형을 쉽게 유지할 수 있을 때 변화 식을 연습한다. 우선 양팔을 옆으로 펴서 평형을 유지하는 것부터 시작한다. 손바닥을 위로 향한다.

▶ **주의사항**

오른쪽 무릎은 반드시 오른쪽을 가리켜야 한다. 오른발도 반드시 왼쪽 다리 곁에 있어야 한다. 나무식과 마찬가지로 동작은 한 평면을 유지해야 한다. 아주 가까이에 있는 양 벽에 끼운 것처럼 무릎은 앞의 벽에 닿지 말고 발가락은 뒤의 벽에 닿으면 안 된다.
이때 어깨는 편안하게 풀어진 상태를 유지한다.

▶ 틀린 동작

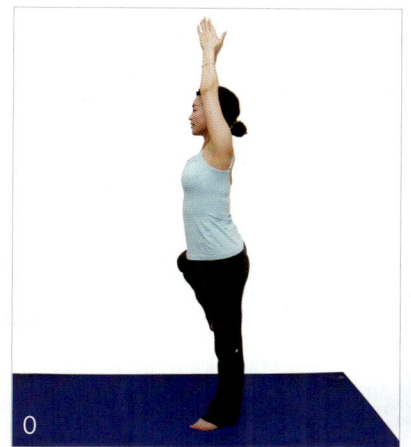
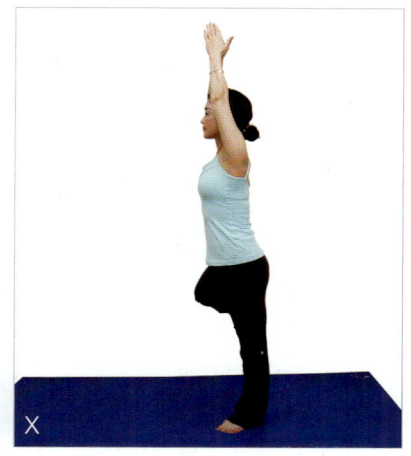

▶그림1 무릎이 사선방향으로 나갔다.

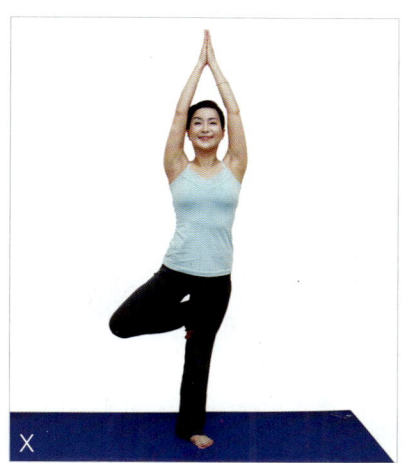

▶그림2 어깨에 팽팽하게 힘이 들어가 있다. 왼쪽 발바닥을 오른다리에 대고 무릎은 사선으로 향하고 있으면 많이 편할 것이다. 때문에 이 동작을 연습할 때 이런 틀린 동작을 취하기 쉽다. 이 동작을 연습할 때 대퇴내측과 엉덩이가 피로하지 않으면 무릎이 옆으로 향하지 않았기 때문이다. 또한 양 어깨가 힘을 쓰는 것도 잘못된 동작이다. 손을 위로 들 때 어깨는 들지 말고 아래로 내리며 힘을 빼야 한다.

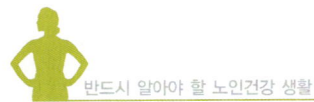

▶ 높은 단계 동작

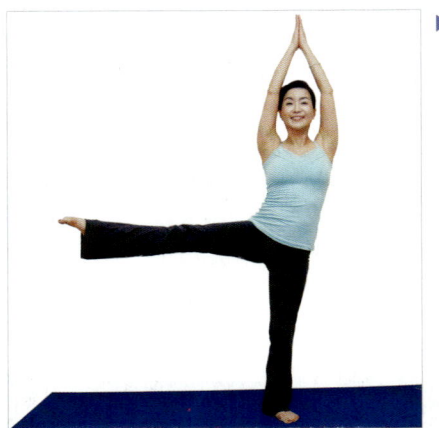

▶ 그림 동작 4의 동작순서와 요령은 같다. 오른쪽 다리를 옆으로 펴는 것이 다르다.

12 반월 체위

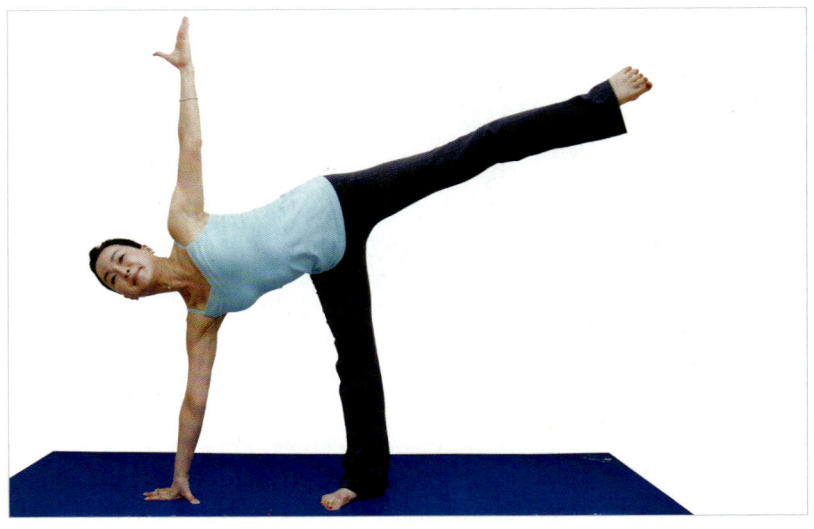

▶ **동작효과**

복부를 평평하게 하고 탄탄한 다리를 만든다.

▶ 반월 체위는 효과적으로 다리의 근력을 단련시키는 한편 근지구력과 유연성도 단련시켜준다. 지탱하는 다리는 다리를 펴야 하기 때문에 유연성이 필요하다. 뿐만 아니라 평형을 유지하려면 근력과 근지구력이 필요하다. 들어올린 다리는 지심의 인력에 저항하기 위해 천장을 향한 근육군에 의지해야 한다. 대체동작3을 연습할 때 다리 뒤쪽이 단련된다. 그러나 절차4를 연습할 때는 다리외측이 강화된다. 때문에 반월식을 연습할 때 양 다리가 동시에 많은 단련효과를 얻을 수 있다. 이외에도 핵심근육군이 중요한 역할을 한다. 지속적으로 연습하면 탄탄한 근력을 가진 다리와 탄탄한 복부도 만들 수 있다.(그림 : 외측광근, 대내전근, 대퇴이두근, 대퇴직근, 비장근)

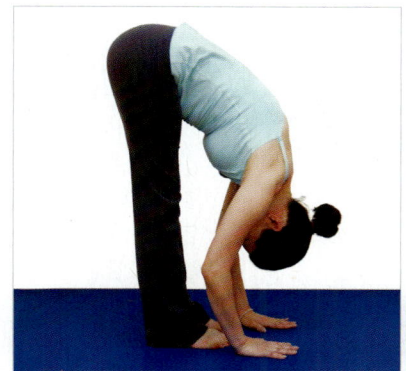

▶ 그림1 선 자세에서 상체를 앞으로 굽혀 손을 바닥에 붙인다.

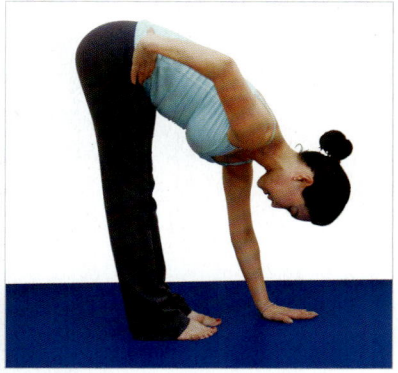

▶ 그림2 왼손을 허리에 가져다 대고 오른손은 다섯 손가락을 바닥에 댄다. 이때 손의 위치는 오른발의 오른쪽 사선방향으로 약 한 발 정도 거리이다. 숨을 들이마시며 동작을 준비한다.

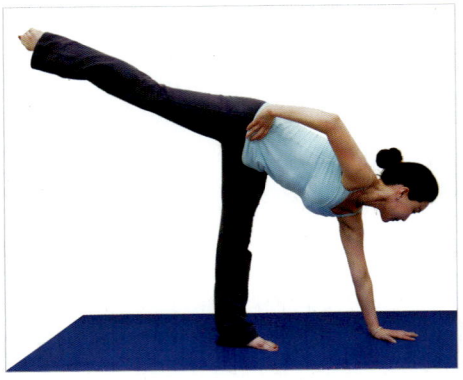

▶그림3 숨을 내쉬며 복근을 움직이고 척추는 S형 배열을 유지하면서 눈은 약 45도 각이 되는 바닥을 주시한다. 골반은 움직이지 않은 상태에서 왼쪽 다리를 펴서 뒤로 들면서 상체와 직선이 되게 한다.

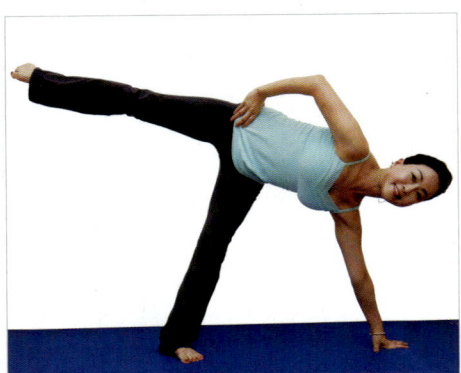

▶그림4 신체가 안정을 취한 후 숨을 들이 마셨다가 숨을 내쉴 때 천천히 골반을 90도로 돌려 몸이 왼쪽을 향하게 하고 눈은 앞을 주시한다(만약 평형을 유지하기 어려우면 시선을 바닥을 바라보며 이 동작을 연습한다). 만약 몸의 평형을 쉽게 유지할 수 있으면 왼손을 천장을 향하게 들어 올리고 눈은 왼손을 주시한다. 천천히 30초간 다섯 번 호흡을 조절한 뒤 눈은 다시 바닥을 주시하고 다리는 천천히 내려놓고 상체를 굽힌 상태에서 잠깐 휴식한 후 방향을 바꾸어 연습한다.

▶ 주의사항

- ▶ 복근을 사용하고 척추는 S형 배열을 유지한다.
- ▶ 왼쪽 대둔근이 힘을 주고 대퇴를 몸과 일직선이 되게끔 들어올린다. 이때 대퇴도 힘을 주고 무릎을 될수록 펴야 한다.
- ▶ 반월식은 초보자가 동작을 완성하기에 쉽지 않다. 근력 이외에 유연성과 평형감도 필요하기 때문이다. 만약 이 두 가지 주의사항을 지키기 어렵더라도 실망하지 말고 단련을 통하여 천천히 강화시켜야 한다. 좋은 단련효과를 가져오고 운동상해를 피하기 위해서는 우선 대체동작부터 연습하여야 한다. 그리고 점차적 난이도를 높여가야 한다.

▶ 틀린 동작

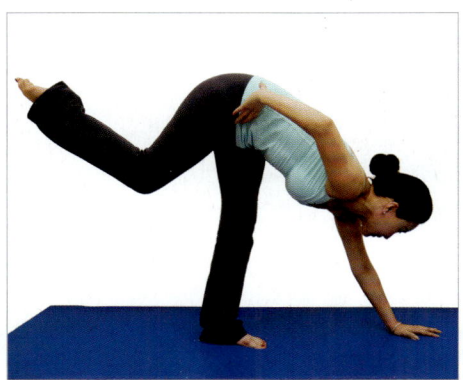

▶그림 등과 허리가 굽혀지고 다리는 높이 들지 못했으며 무릎은 굽혀졌다. 흔히 발생하는 틀린 동작들이다. 복부, 엉덩이, 다리근육이 힘을 쓰지 못하여 단련효과에 큰 영향을 미친다(등과 허리가 굽었고 다리를 높이 들지 못했으며 무릎을 굽혔다).

▶ **대체동작**

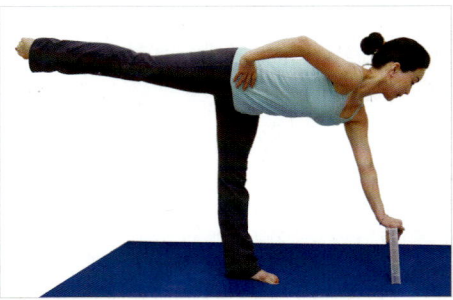

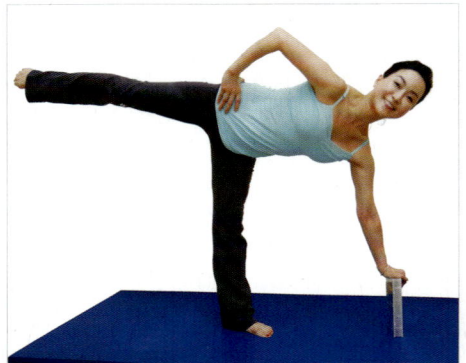

▶그림 초보자가 상체를 굽혀서 손이 바닥에 가 닿지 못하는 것은 흔히 보는 일이다. 이때는 요가블럭으로 수련자에게 적당한 높이로 조절하여 지탱하는 다리를 쉽게 펼 수 있고 손도 힘을 쓰는 점을 찾으면 왼쪽 다리를 쉽게 펴서 높이 들어 상체와 일직선이 되게끔 할 수 있다. 처음에는 몸의 평형을 유지하기 힘들다. 우선 절차3(그림1)의 동작에서 정지하여 호흡을 가다듬은 뒤 여러 번 연습을 거쳐 다시 골반을 회전시키는 동작을 취할 수 있다(그림2, 그림3).

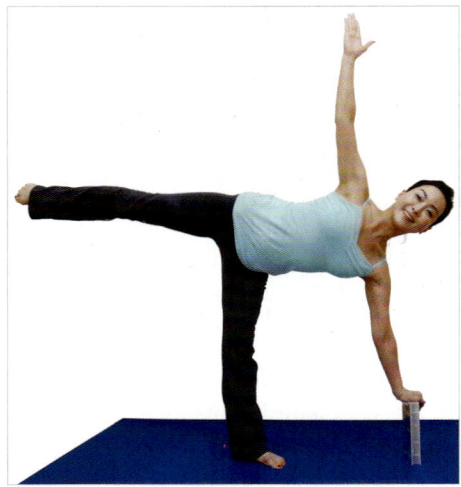

Section 02

▶ 높은 단계 동작

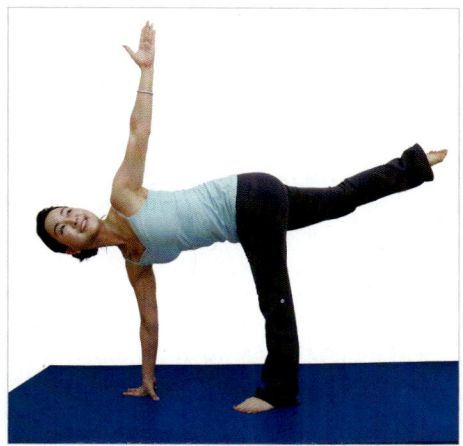

▶그림 반대로 회전하는 반월식이다. 이 동작도 상체를 앞으로 굽힌 상태에서 시작하여 왼손 다섯 손가락을 바닥에 댄다. 위치는 오른발 왼쪽 앞에 약 한 발 정도 되는 거리이다. 왼쪽 다리는 펴서 뒤로 들어 몸과 일직선이 되게 하고 오른손은 천장을 가리키고 상반신은 될수록 오른쪽으로 돌린다. 동작과 호흡의 절차는 반월식과 같다.

13 선 자세의 금자탑

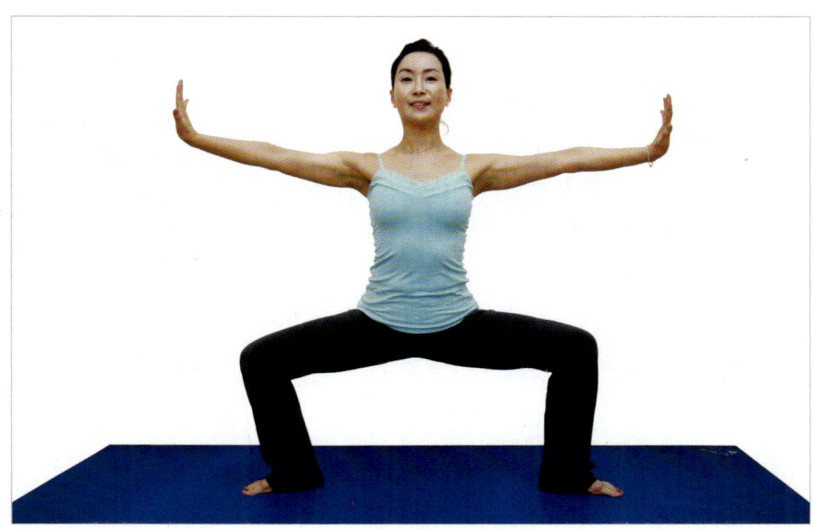

제2장 요가 4주 탄탄한 몸매 만들기 ··· 123

▶ **동작효과**

탄탄한 팔과 다리를 만들어준다.

▶ 다리를 벌리고 섰을 때 발가락은 자연스럽게 신체 바깥쪽 45도 각을 향하게 된다. 만약 완전히 옆을 향하게 되면 신체는 평형을 유지하기 어렵다. 평형을 유지하기 위하여 다리와 핵심근육군이 힘을 쓰기 시작하면서 단련하게 된다. 그 중에서 감각이 제일 강하게 느끼는 부위는 대퇴내측이다. 무릎을 바깥으로 향하게 하려면 반드시 대퇴내측 근육군의 힘에 의지하여야 한다. 대퇴내측 근육군을 단련하면 평소 강화할 많은 지방이 쌓이는 대퇴내측을 효과적으로 강화할 수 있다. 지속적으로 이 동작을 연습하게 되면 탄탄한 팔과 다리를 만드는 효과 외에도 척추와 무릎관절을 강화하는 데에도 도움이 된다.(정면그림 : 대퇴직근, 뒷면그림 : 대퇴직근, 대둔근)

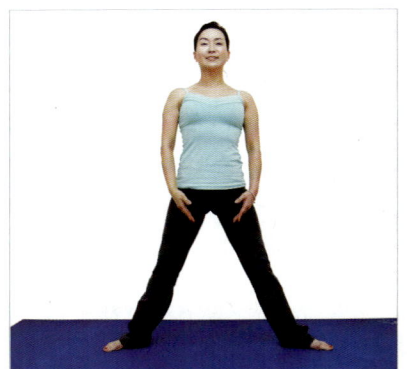

▶ 그림1 선 자세로 양 다리를 어깨 너비의 두 배만큼 벌리고 손은 자연스럽게 아래로 드리운다. 발은 될수록 바깥으로 벌리고 발가락이 신체 바깥을 향한다(그림 : 발가락이 바깥을 향한다).

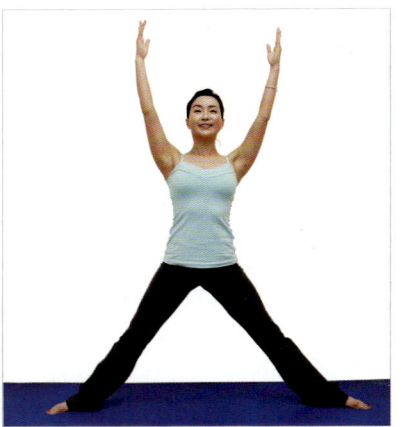

▶ 그림2 숨을 들이마시며 양손을 위로 쳐든다.

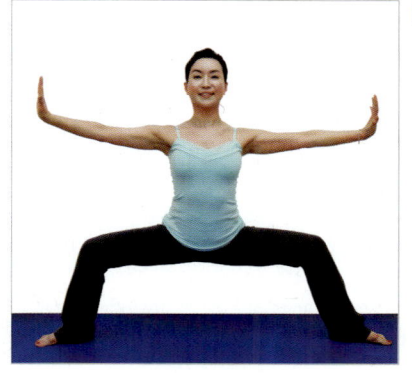

▶그림3 숨을 내쉬며 양손이 어깨높이의 수평위치로 내려오고 손가락이 위로 향하게 손목을 꺾고 손바닥은 몸 바깥을 향한다. 동시에 무릎을 발가락과 같은 방향이 되게끔 굽혀 대퇴와 소퇴의 각도가 90도 되게 만든다. 대퇴는 바닥과 평행되고 소퇴는 바닥과 수직된다. 약 30초간 다섯 번의 호흡을 할 때까지 동작을 그대로 유지한다.(그림 : 90도 각, 평행)

▶ 틀린 동작

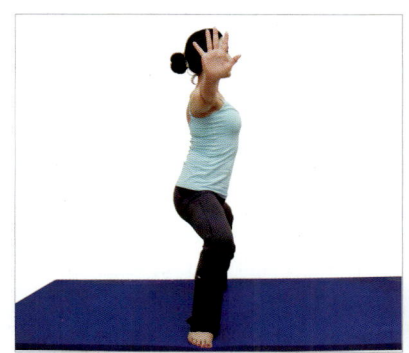

▶그림1 ○

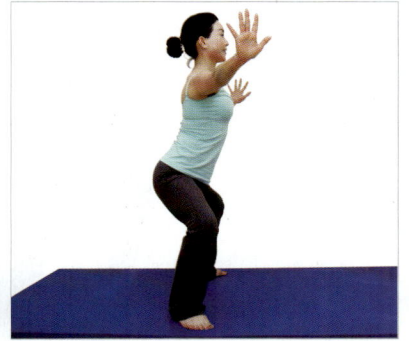

▶그림2 ×

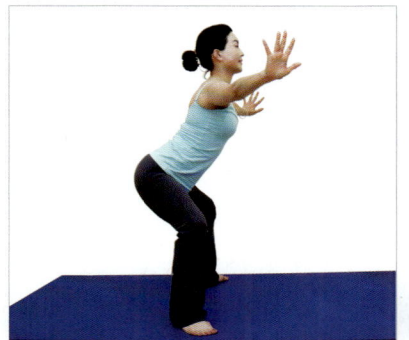

▶그림3 ×

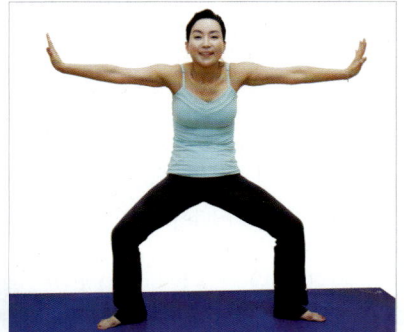

▶그림4 ×

▶ 대퇴내측이 힘을 쓰지 못하여 무릎이 앞으로 기울고 발가락과 한 방향을 가리키지 못한다. 무릎에 부당한 압력을 가하여 무릎관절의 상해를 가져올 수 있다(그림2).

▶ 엉덩이는 치켜들고 복부는 앞으로 내밀고 요추가 과도하게 펴져서 요추를 압박한다(그림3).

▶ 어깨가 팽팽하게 힘을 쓴다. 오래 되면 어깨와 목이 아프게 된다(그림4).

▶ **대체동작**

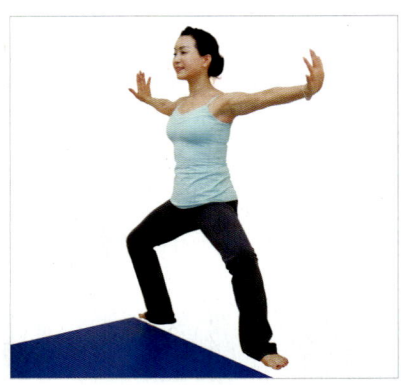

▶그림 초보자가 평형을 유지하기 어려우면 우선 벽에 기대어 연습한다. 흉추, 미추, 엉덩이를 벽에 붙이고 아래로 웅크리고 앉은 다음 가능한 만큼 무릎을 벽에 가까이 한다.

▶ **주의사항**

▶ 가능한 만큼 무릎과 발가락을 바깥을 향하게 하여 두 발이 거의 일직선상에 놓이게 한다. 무릎과 대퇴도 반드시 일직선이 되어야 한다.

▶ 엉덩이는 앞으로 밀고 복부는 안으로 들여넣고 마치 신체가 두 벽 사이에 끼워서 납작해진 것처럼 상반신의 힘이 핵심근육군에 집중되도록 해야 한다.

▶ 손가락은 안으로 꺾고 손바닥을 바깥으로 밀어서 양쪽의 두 벽이 자기에게 다가오는 것을 두 손으로 밀어내는 감각이다. 동시에 팔 근육

도 단련시켜 팔의 라인을 조각한다. 그러나 주의해야 할 점은 어깨를 풀어주어야 한다는 것이다. 일반적으로 손이 힘을 쓰게 되면 어깨도 힘을 주게 된다. 이 연습을 통하여 어깨를 풀어주는 요령을 연습해야 한다.

▶ **높은 단계 동작**

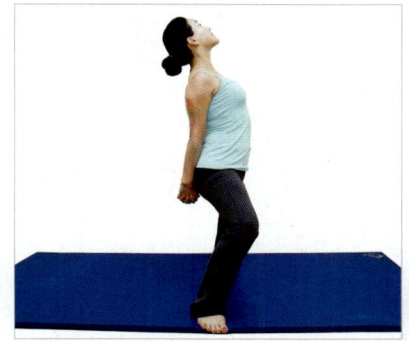 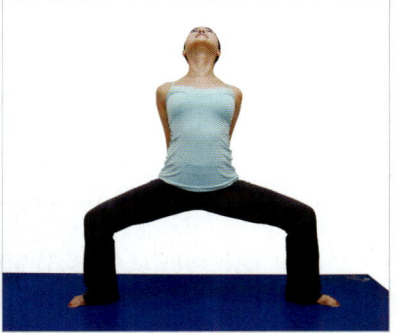

▶그림 이 동작은 균형력과 조정력을 높여주고 골반, 허리, 척주기립근을 강화하기 위한 자세이다. 시선은 상방향(30°)을 향하고 다리는 어깨 너비의 두 배 정도로 벌리고 발은 8자 모양의 자세를 취한 후 척추기립근을 펴고 골반을 의식하여 서서히 앉는다.

▶ **주의사항**
- ▶양팔을 뒤로 하고 양손은 깍지를 끼고 앉을 때 깍지낀 팔은 최대한 펴준다.
- ▶앉을 때 척추기립근은 최대한 펴주고 골반은 균형을 잡으며 서서히 앉아준다. 이 자세에서 중요한 것은 골반을 의식하여 행하는 것이 중요하다.

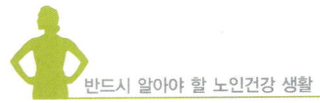

14 옆으로 다리 들기

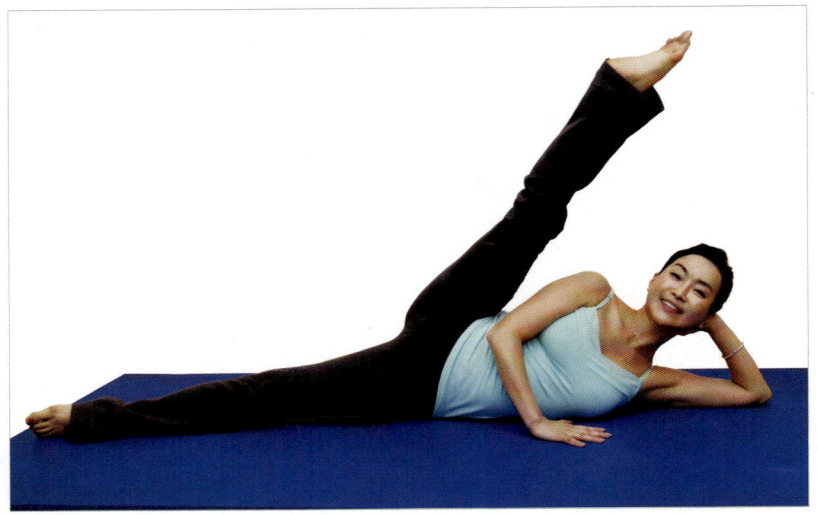

▶ **동작효과**

오랫동안 앉아서 생긴 비만을 제거하고 탄탄한 다리를 만들어 준다.
▶ 이 동작은 효과적으로 대퇴외측과 엉덩이외측의 근육군을 단련시킨다. 우리가 발을 될수록 몸에 접근시킬 때 이런 부위가 뻐근해진다. 그러면 자세가 정확하다는 뜻이다. 이 동작은 오랫동안 앉아 있는 일을 해온 여성에게 적합하다. 오랫동안 앉아 있으면서 운동하지 않으면 엉덩이와 대퇴외측에 군살이 쌓인다. 이 동작을 연습하게 되면 탄탄한 엉덩이라인을 만들 수 있다.
▶ **정면 그림**: 대퇴이두근, 대내전근, 대퇴직근
▶ **뒷면 그림**: 대둔근, 대퇴이두근, 대퇴직근

Section 02

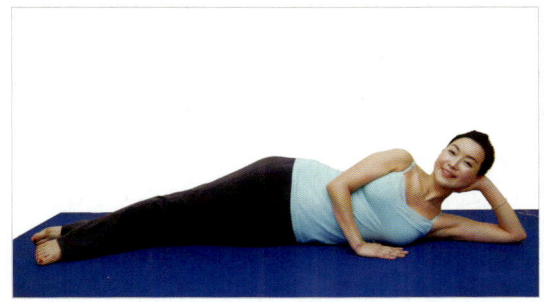

▶그림1 옆으로 누워서 왼손을 귀 쪽에 가져다 머리를 받추고 오른손은 몸 앞에서 바닥을 받친다. 왼쪽 다리를 앞으로 살짝 굽히고 오른쪽 다리는 자연스럽게 편다.

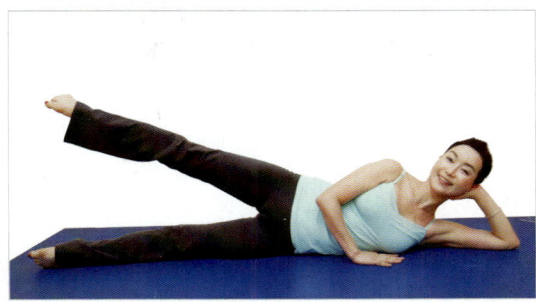

▶그림2 오른쪽 다리를 들면서 발목을 돌려 발등이 천장을 향하게 하면서 숨을 들이마시며 동작을 준비한다.

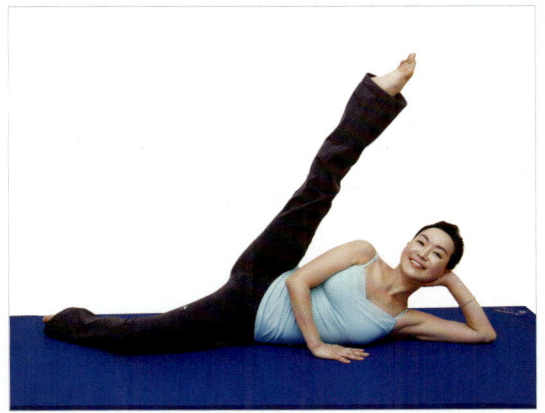

▶그림3 숨을 내쉬며 오른쪽 다리를 천장을 향해 든 다음 몸 쪽에 될수록 가까이 붙인다. 이때 발등은 몸 쪽을 향한다. 다시 숨을 들이마시며 발을 편 채로 동작2와 같이 내려놓는다. 숨을 내쉬며 다리를 들어 몸 가까이 붙이는 동작을 상하 반복 10회 실시한다(그림: 발, 허리, 옆구리, 팔꿈치 네 점이 일직선에 있어야 한다).

▶ **틀린 동작**

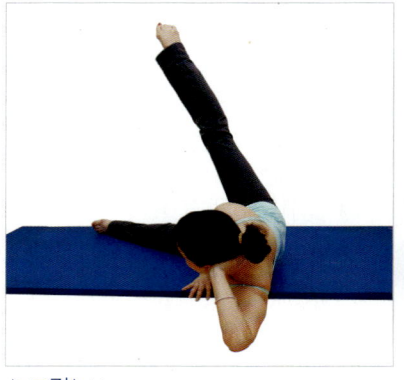
▶그림1 ×

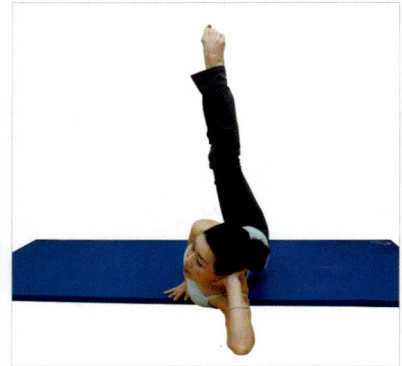
▶그림2 ○

▶ 허리와 등을 굽히거나 머리를 내리는 것은 흔히 보는 틀린 동작이다. 몸이 안정을 취하지 못하면 다리를 움직일 때 흔들릴 수 있다. 그렇게 되면 핵심근육군에 힘을 집중시킬 수 없어서 단련효과를 얻을 수 없다(그림1 : 발이 앞으로 향했다. 등을 굽혔다).

▶ 다리를 들 때 약간 앞으로 내밀면 훨씬 쉬워진다. 그러나 정확하지 못한 동작은 이 동작의 작용을 발휘할 수 없다(그림2).

▶ **주의사항**

▶ 왼쪽으로 누웠을 때 왼쪽 팔꿈치, 왼쪽 어깨, 왼쪽 관골, 왼발이 일직선이 되어 핵심근육군을 안정시키고 상반신의 배열이 다리동작의 영향을 받지 않게끔 한다.

▶ 발등이 위로 향했는가, 다리의 이동방향이 측면을 유지하였는가가 동작의 관건이다. 다리를 들 때마다 신체와 같은 평면에 있게끔 제어하여야 한다. 또 애써 다리를 몸 쪽으로 가까이 하여 목표근육군의 뻐근함을 느껴야 한다. 몇 번을 실행하였는데도 감각이 없으면 두 가지 가능성이 있다. 하나는 열심히 하지 않았다는 것이고 다른

하나는 다리의 동작이 평면을 이탈하였기 때문이다. 잠깐 조절을 한 다음 시험해 보도록 한다. 정확한 동작을 해야만 효과를 볼 수 있다.

15 외발로 서기

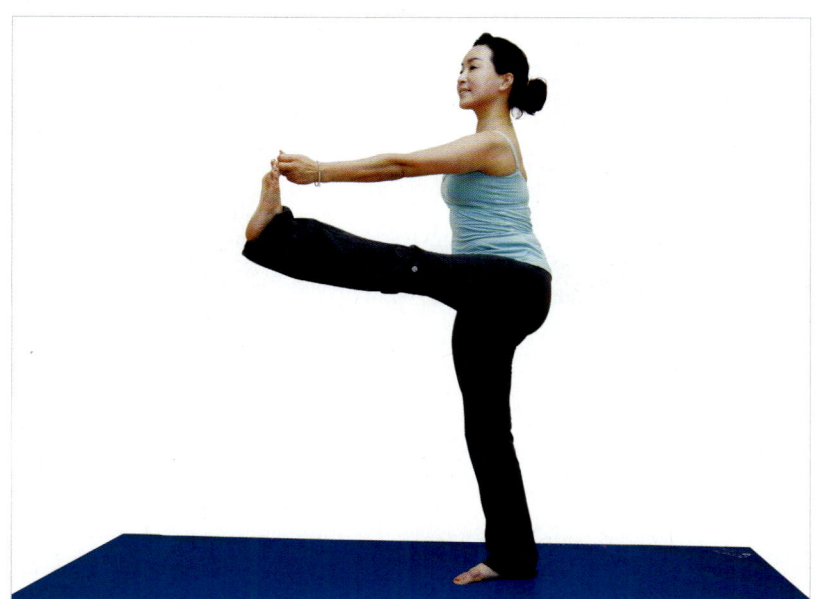

▶ **동작효과**
심층근육군을 단련하고 몸의 평형 감각을 강화한다.
▶ 외발로 섰을 때 다리의 모든 작은 근육군도 반드시 사용하여 서로 협조한다. 또한 몸의 평형을 유지하여 다리의 모든 심층근육군이 강화하게끔 하여야 한다. 그래야만 다른 한쪽 다리는 될수록 폈을 때 뒤쪽의 근육군을 신전시킬 수 있다. 정상적으로 연습하면 다리

가 탄탄하고 유연해질 것이다. 이때 굵은다리가 된다는 걱정을 할 필요가 없다. (중간그림 : 대퇴이두근, 대내전근, 대퇴직근, 비장근, 외측그림 : 외측광근)

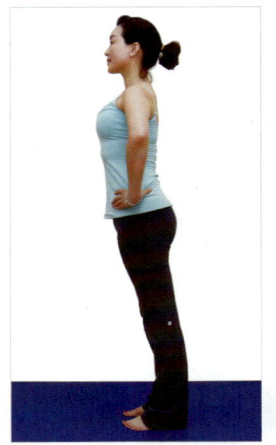 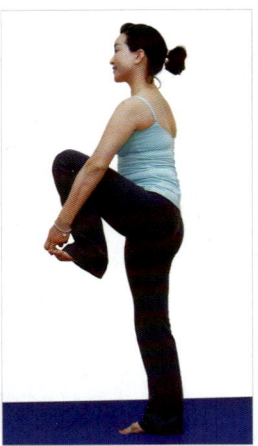

▶그림1 선 자세에서 시작하여 양발은 합치고 손은 허리에 댄다.

▶그림2 왼쪽 다리는 굽히고 오른손 시지와 간지로 왼발의 모지를 끼운다. 발은 안쪽에 있고 손은 바깥쪽에 있다. 들이마시며 준비한다.

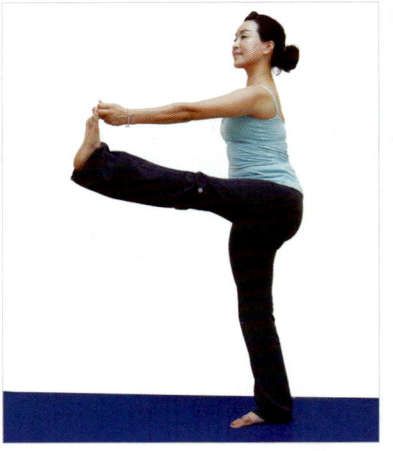

▶그림3 숨을 내쉬며 오른쪽 다리를 펴고 몸의 평형을 유지한다. 약 30초간 다섯 번의 호흡을 진행할 때까지 정지하였다가 왼쪽 다리를 바꾸어 실시한다.

▶ 대체동작

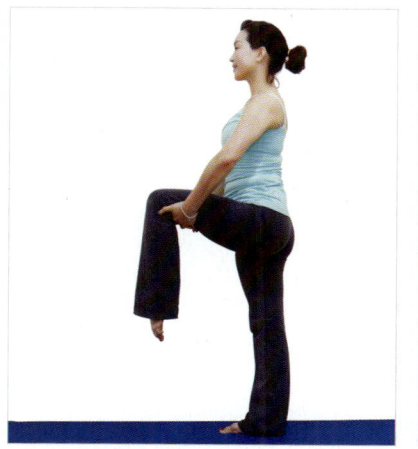 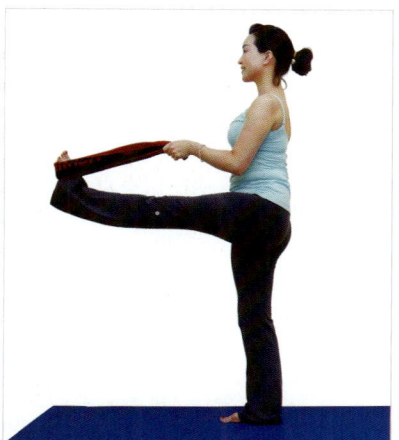

▶그림 발가락을 잡기 어렵거나 잡은 다음 다리를 펴기 어려우면 우선 손으로 무릎뒤쪽을 잡고 힘껏 다리를 편다. 또는 요가스트랩으로 발을 고정시킨 다음 스트랩을 잡아당긴다.

▶ 틀린 동작

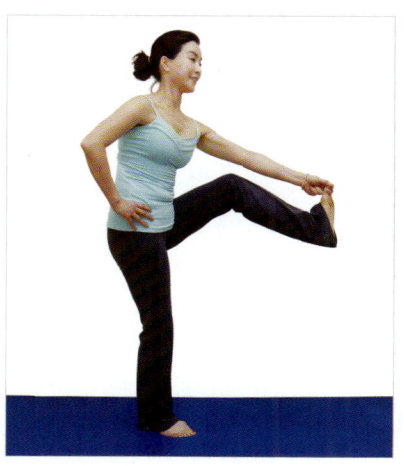

▶그림 처음 동작을 시작할 때 손이 발을 잡아야 하는데 몸이 도리어 발에 끌려 간다. 이때는 어깨를 펴고 복부에 힘을 주어 신체 중심을 서있을 때의 중립위치로 돌아오게끔 자세를 취해야 한다. 만약 안되면 무리할 필요가 없다. 왜냐하면 견관절이 상할 수 있기 때문이다. 이때는 대체동작을 선택하면 된다.

▶ **주의사항**

오른손으로 발을 잡았을 때 몸은 애초의 중립자세를 유지하여야 한다. 팔, 어깨, 핵심근육군의 힘으로 발의 위치를 제어하여 다리의 동작으로 상체의 안정을 깨는 것을 피하여야 한다.

▶ **높은 단계 동작**

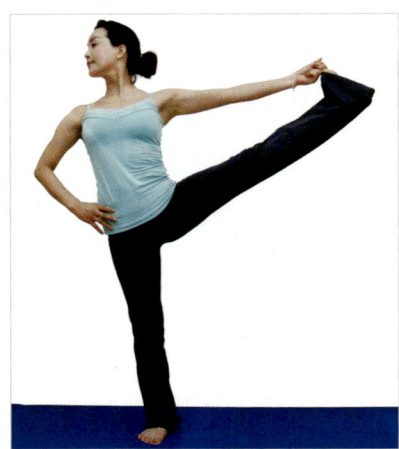

▶ **그림** 오른쪽 다리를 쉽게 펼 수 있고 평형을 유지할 수 있는 경우 절차3의 동작에서 다섯 번의 호흡을 마칠 때까지 정지하고 있다가 손과 발을 함께 시계바늘이 도는 방향으로 90도 이동한다. 동시에 오른쪽 다리내측을 신전하며 머리를 왼쪽으로 돌린다. 계속 호흡을 다섯 번 하는 동안 정지한 상태를 유지하여 평형의 난이도를 높인다. 다리를 바꾸어 실시한다.

▶ **완화신전운동(정리운동)**

일련의 운동 후 근육의 과도한 긴장상태를 피하기 위하여 반드시 다음의 다섯 가지 신전운동을 하여야 한다. 이렇게 정리운동을 해야만 신체의 긴장을 풀고 탄탄하고 유연한 몸 상태를 유지할 수 있다. 또한 심장 박동을 원상태로 돌려 심신을 안정시킬 수 있다.

16 측 신전

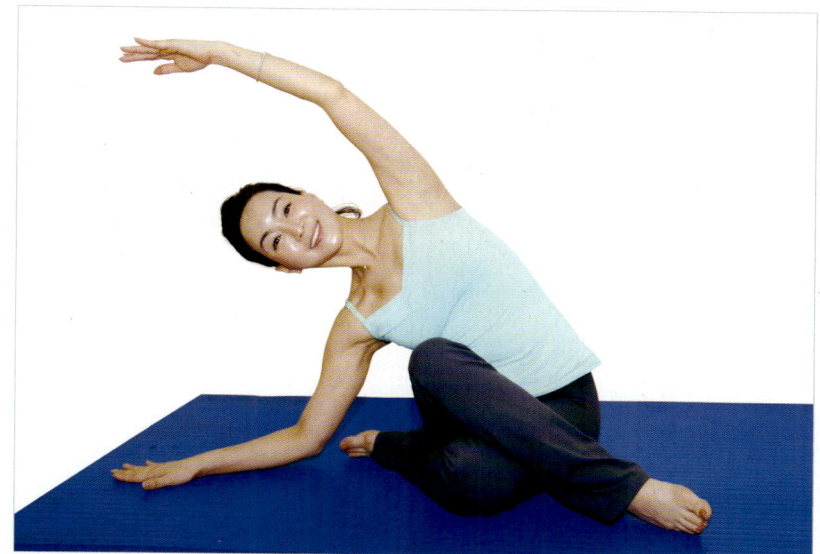

▶ **동작효과**
허리, 팔, 엉덩이, 신체의 유연성을 높인다.
  ▶ 이 동작은 허리, 팔, 엉덩이 외측에 좋은 운동효과가 있다. 허리 부위와 엉덩이, 팔 동작을 연습하며 몸의 측면을 펴준다. 이렇게 하면 몸이 자연스럽고 유연한 상태를 유지할 수 있다.

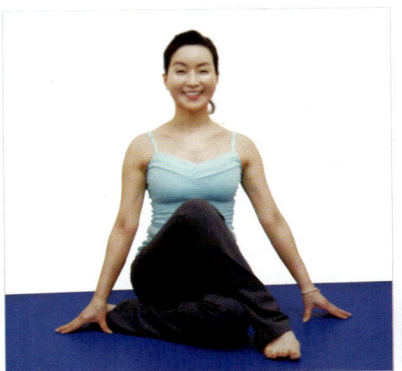

▶그림1 앉은 자세에서 시작한다. 오른쪽 다리는 안쪽으로 굽히고 왼쪽 다리는 오른쪽 다리 앞에 놓는다.

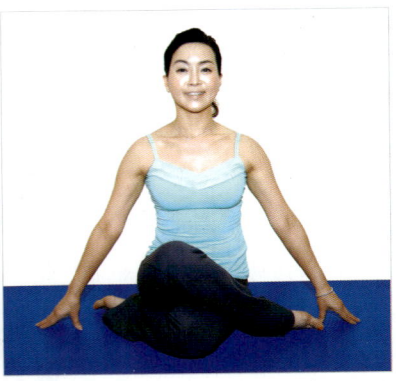

▶그림2 왼쪽 다리를 안으로 굽혀 오른쪽 다리 위에 겹치게 놓는다. 양 무릎을 축으로 상하가 일치하게 앞으로 향하게 한다. 무릎을 당겨 양 다리가 잘 겹치게끔 하고 양손은 신체의 양쪽에 놓는다.

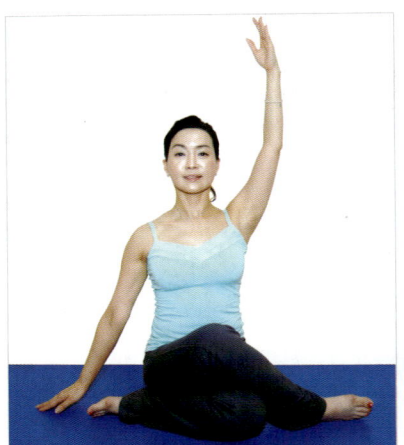

▶그림3 숨을 들이마시며 오른손을 위로 들어 귀 쪽으로 접근시키고 손바닥은 왼쪽을 향한다.

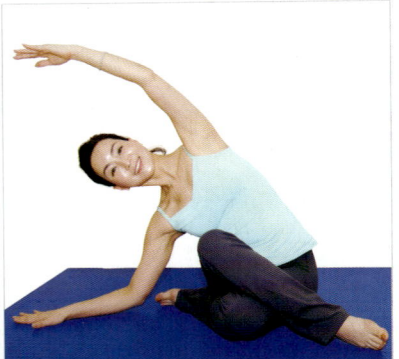

▶그림4 숨을 내쉬며 몸을 왼쪽으로 기울인다. 점차 오른쪽 허리, 어깨, 팔이 둥근 모양이 되게 만든다. 신체의 오른쪽을 완전히 신전하였을 때 약 30초간 다섯 번 호흡할 때까지 정지하고 있다가 숨을 들이마시며 원래 자세로 신체의 반대쪽을 연습한다.

▶ 대체동작

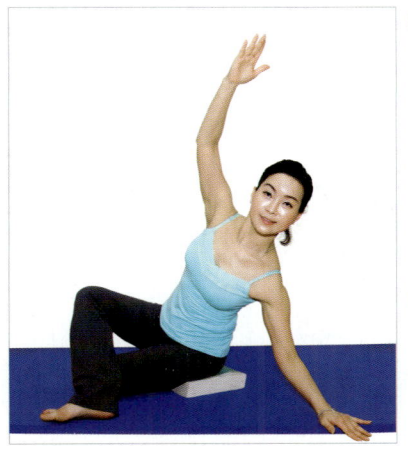

▶**그림** 어떤 사람은 관골 주위근육의 유연성이 부족하여 양 다리를 겹치는 것이 쉬운 일이 아니다. 만약 겨우 다리동작을 유지하고 있으면 도리어 정확한 측 신전을 할 수 없다. 이때는 요가 벽돌에 앉아서 엉덩이를 높여야 쉽게 다리동작을 완성할 수 있다.

▶그래도 불편하면 다리 동작을 포갠 자세로 한다. 이러면 엉덩이 외측의 신전은 안 되지만 허리의 신전은 될 수 있다.

▶ 틀린 동작

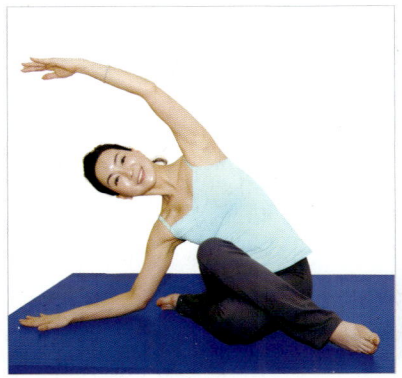 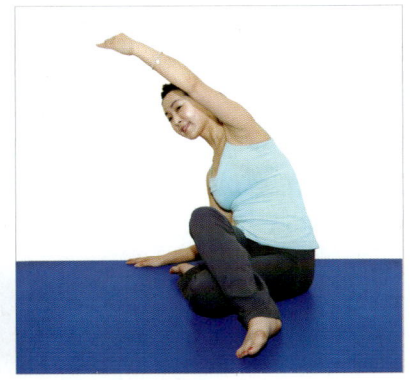

▶그림1 팔꿈치를 고정시켰다.(×) ▶그림2 등을 굽혔다.(×)

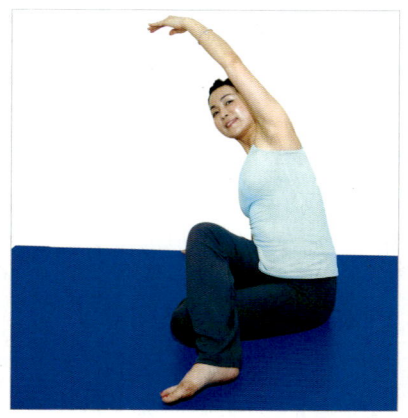

▶그림3 앉은 자세에서 양반다리 형태를 취하고 한쪽 팔은 균형을 잡고 한쪽 팔은 위로 들어올려 서서히 반대쪽 팔쪽으로 옆구리를 신전시킨다. 이때 들은 팔의 상완근은 귀에 붙은 상태로 밀어야 더 효과적이다. 이 동작은 노인들도 쉽게 적응할 수 있는 동작이므로 지속적으로 반복하면 몸도 가벼워지고 개운함을 느낄수 있다.

왼쪽 어깨를 팽팽하게 힘을 주어 왼쪽 팔꿈치가 움직이지 못하여 어깨와 팔꿈치가 긴장해 있다. 또는 등과 허리가 굽어 신전의 위치가 등으로 옮겨가서 신체의 측면을 완전히 신전할 수 없다.

▶ 주의사항

- ▶ 왼손은 가볍게 평형을 유지하게끔 지탱하고 힘은 신체의 오른쪽으로 주어야 한다. 왼쪽 어깨와 왼손은 완전히 풀린 상태를 유지하여야 한다.
- ▶ 신체는 한 평면을 유지하여야 하며 허리와 등을 굽히지 말고 유리에 붙어서 동작한다고 상상하고 왼쪽 어깨를 앞으로 밀고 유리의 경계를 넘어서지 않고 오른쪽 어깨는 뒤로 잡아당긴다.

▶ 높은 단계동작

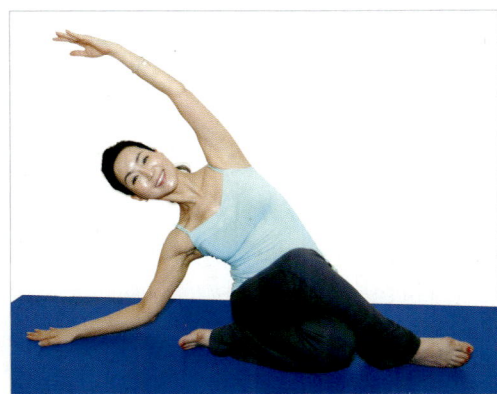

▶그림 신체의 유연성이 좋은 경우 왼쪽으로 어느 각도까지 기울었을 때 왼쪽 손과 팔꿈치를 바닥에 붙이고 허리를 위로 들면서 신체의 오른쪽라인이 둥근 모양을 만들며 신전의 폭을 크게 한다.

17 척추 비틀기

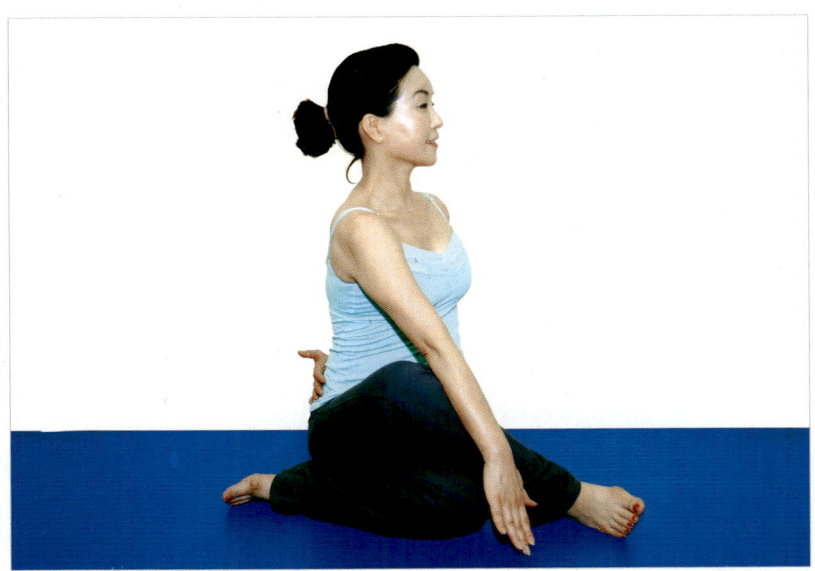

▶ **동작효과**

척추의 유연성을 높이고 허리, 등, 어깨, 경부의 압력을 해소해준다.

▶ 신전을 통해 척추주위의 근육군을 풀어주어 척추의 유연성을 증가시키고 경부, 어깨, 등의 압력을 줄인다. 근력훈련 후 척추 비틀기 동작을 실행하면 몸이 훨씬 가벼워진다.

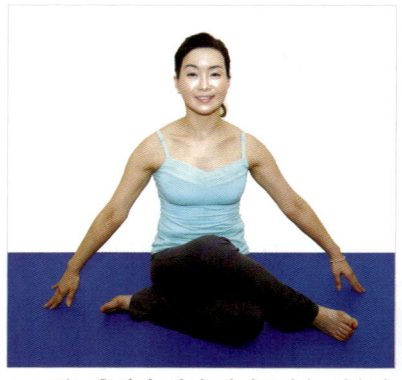

▶ 그림1 측신전 식의 다리동작을 연속한다. 오른쪽 다리가 밑에 있고 왼쪽 다리가 위에 있게 만든다. 양 무릎을 잘 겹쳐 놓은 다음 허리를 곧게 펴고 앉는다.

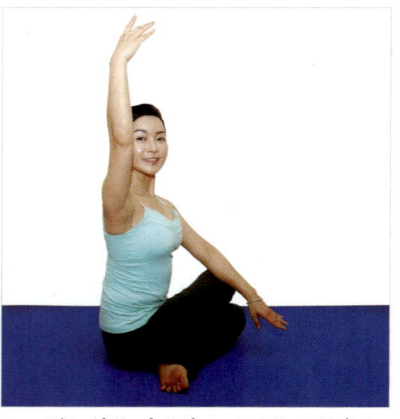

▶ 그림2 왼쪽 팔꿈치로 오른쪽 무릎을 누르고 몸은 오른쪽을 향한다. 숨을 들이마시며 오른손을 위로 올린다.

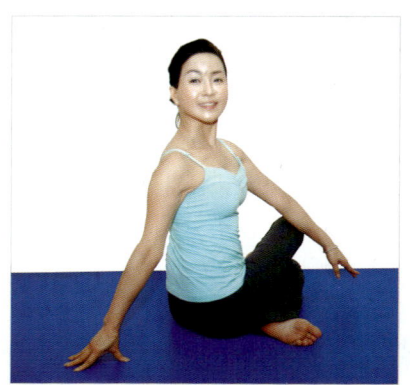

▶ 그림3 숨을 내쉬며 왼손으로 무릎에 힘을 가해 척추를 뒤로 비튼다. 오른손은 뒤로 크게 돌려 손바닥이 매트에 닿게 한다.

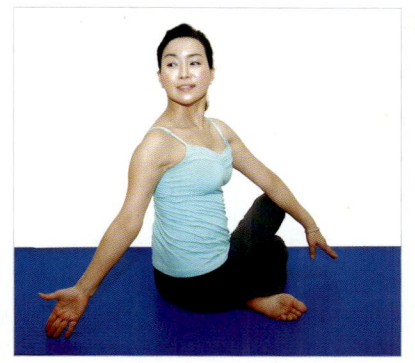

▶ **그림4** 오른손을 될수록 뒤로 이동하여 극한까지 간 다음 동작을 멈춘다(이때의 뒤는 엉덩이의 오른쪽이다. 왜냐하면 몸을 이미 비틀었기 때문이다). 오른쪽 어깨를 뒤로 젖히고 턱은 왼쪽어깨로 접근하고 다섯 번의 호흡을 마칠 때까지 약 30초간 멈추었다가 방향을 바꾸어 같은 동작을 실시한다.

▶ 대체동작

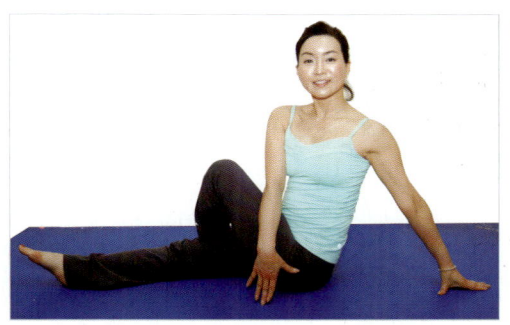

▶ **그림** 양 다리를 감아올리기 어렵거나 양다리를 겹쳤는데 등을 곧게 펴지 못하면 왼쪽 다리를 펴고 오른쪽 다리를 왼쪽 무릎을 걸쳐 왼쪽 다리 바깥쪽에 놓는다. 다리의 자세를 바꾸어 척추로 하여금 완전히 펴게 한다.

▶ 틀린 동작

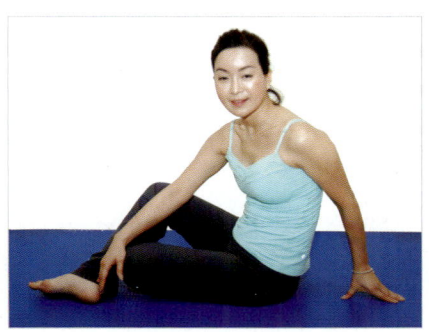

▶ **그림** 허리와 등이 굽혀져 비틀기를 방해한다. 이렇게 하면 운동효과에 도달할 수 없다(그림 : 허리와 등이 굽어 있다).

▶ **주의사항**

척추 비틀기 동작을 취할 때 반드시 머리를 들고 가슴을 펴야 한다. 척추가 나사못처럼 힘껏 위로 꽉 조여질 때까지 돌린다. 굽은 나사못은 돌리기 어렵다. 허리와 등을 굽히면 비틀기 동작 각도에 영향을 준다.

▶ **높은 단계 동작**

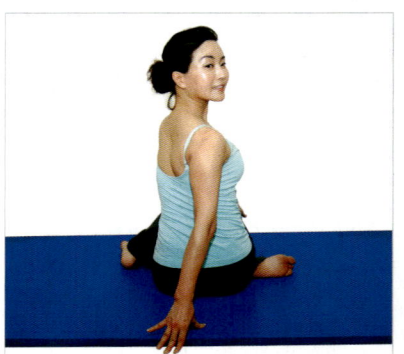

▶그림 왼손으로 오른쪽 발을 잡는다. 몸을 비틀 때 왼손을 안쪽으로 당겨 비트는 폭을 크게 만든다.

18 팔과 견관절 신전

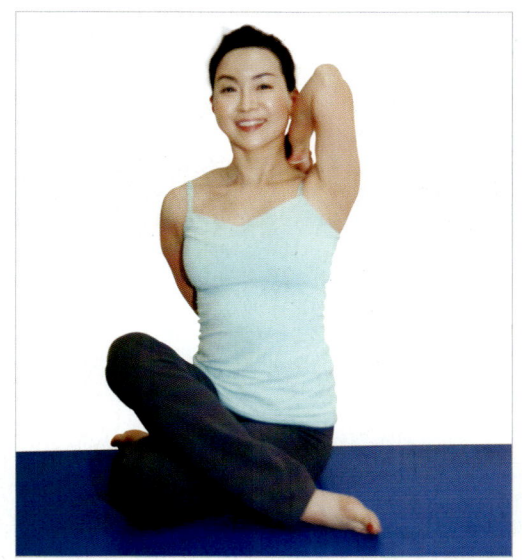

▶ **동작효과**

어깨 견관절의 유연성을 높이고 팔을 탄력있게 해준다.

▶ 절차2를 진행할 때 위의 팔과 어깨관절 신전의 감각이 비교적 강하다. 신체를 앞으로 굽히면 왼손이 계속 위로 당긴다. 이때 신전이 가장 많이 되는 부위가 아래쪽에 있는 팔과 어깨관절이다. 허리, 복부, 엉덩이, 다리를 단련하면서 팔과 어깨도 수시로 중요한 역할을 발휘한다. 때문에 견관절과 팔의 근육을 풀어주는 것이 아주 중요하다. 이 동작을 자주 연습하면 어깨와 팔의 유연성을 높일 수 있고 팔의 군살을 없애준다.

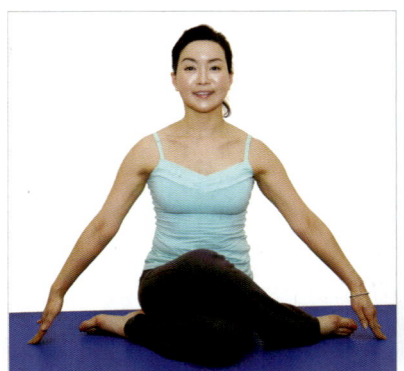

▶그림1 앞서 진행한 두 개의 앉은 자세동작을 유지한다. 오른쪽 다리가 위에 있고 왼쪽 다리가 아래에 있다.

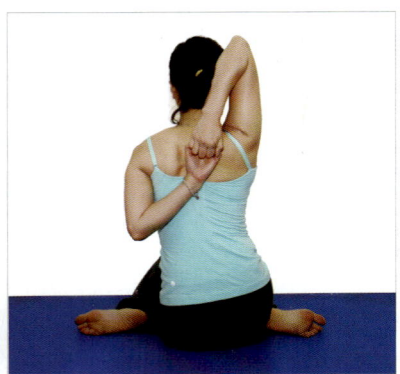

▶그림2 오른손을 위에서 아래로 등뒤로 가져간다. 왼손은 아래로부터 위로 올려서 양손을 등뒤에서 서로 잡는다. 다섯 번의 호흡을 마치는 동안 30초간 멈춘 상태를 유지한다.

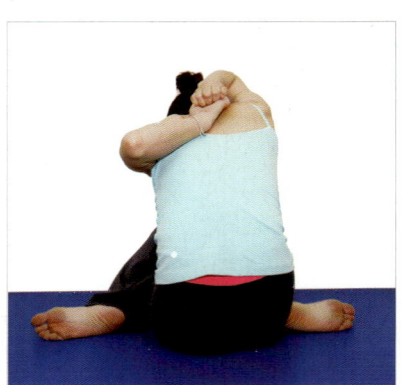

▶그림3 숨을 들이마시며 준비한다. 숨을 내쉬며 몸을 앞으로 굽힌다. 이마를 바닥에 접근시킨다. 다섯 번 호흡을 마치는 동안 30초간 멈춘 상태를 유지한다. 원래 상태로 돌아갈 때 등을 곧게 펴서 좌정한다. 그런 다음 천천히 왼손을 놓고 내려놓는다. 오른손도 함께 내려놓고 털면서 몸을 풀어준 다음 방향을 바꾸어 실시한다.

Section 02

▶ **대체동작**

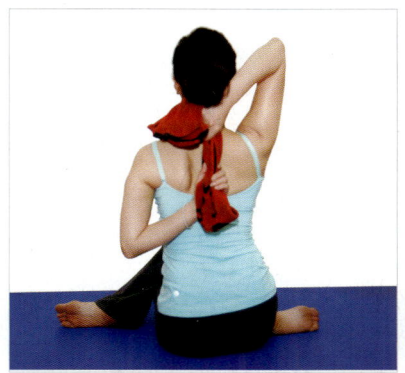

▶그림 손을 등뒤에서 잡을 수 없으면 요가 스트랩이나 수건과 같은 보조기구를 사용하면 된다. 양손을 천천히 가까이 하면서 연습하면 점차 양손을 잡을 수 있게 된다.

▶ **틀린 동작**

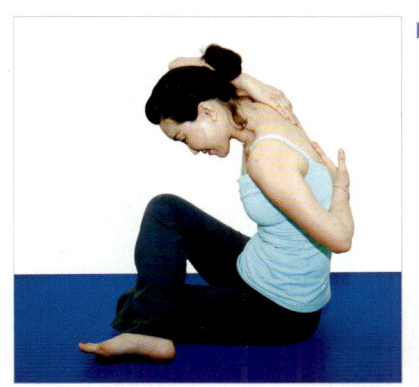

▶그림 양손을 서로 잡기 위하여 등과 허리를 굽히는 것은 잘못된 동작이다. 이렇게 되면 등과 어깨가 팽팽히 당겨질 것이다. 보조기구를 사용하여 잘못된 동작을 바로 잡아야 근육을 풀어주는 효과를 얻을 수 있다.

▶ **주의사항**

절차2를 연습할 때 척추를 잡아당기며 좌정하면서도 척추의 S형 배열을 유지해야 한다.

▶ 높은 단계 동작

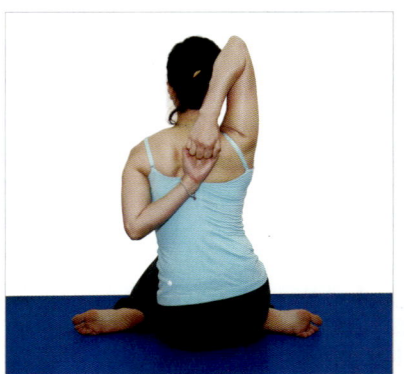

▶그림 양손을 쉽게 뒤에서 잡을 수 있으면 양손을 가능한 만큼 가깝게 당겨 손목을 잡아도 된다.

19 고양이 체위

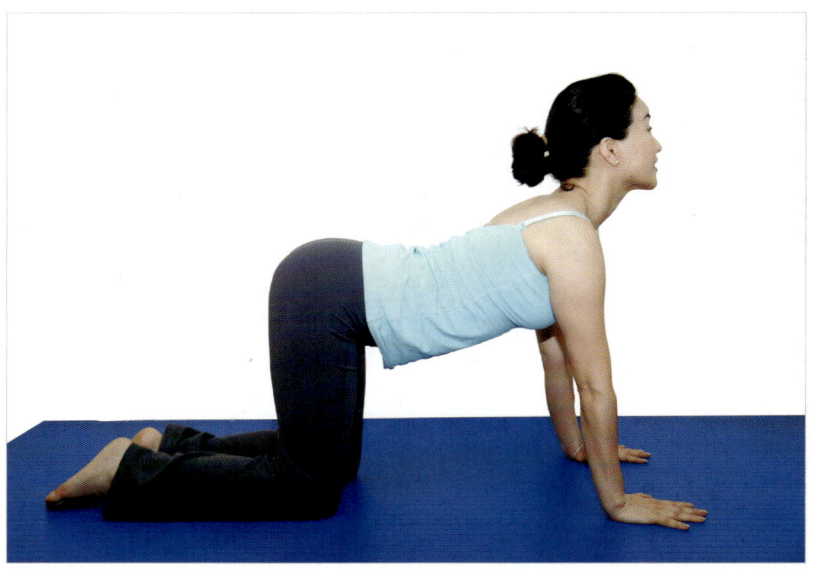

Section 02

▶**동작효과**

꼿꼿한 자세를 만든다.

▶ 이 동작은 아주 훌륭한 척추 복원 운동의 하나이다. 노년이 되면 사용하지 않는 근육이 퇴화하면서 허리, 등, 어깨와 경부의 결리고 아픈 증세가 많아진다. 근육이 당기고 척추유연성이 부족하면 꼿꼿한 자세를 잃게 되면서 신체 노화의 모습이 겉으로 확연히 드러난다. 이 동작을 연습하면 일정한 시간이 지난 뒤 결리고 아픈 증세, 피로한 감각이 감소할 뿐만 아니라 꼿꼿한 자세를 회복할 수 있게 된다. 복부 만들기 동작연습 후 고양이 식을 진행하면 복부와 척추 주위의 근육군을 풀어주어 단련후에는 근육이 한결 유연해진다.

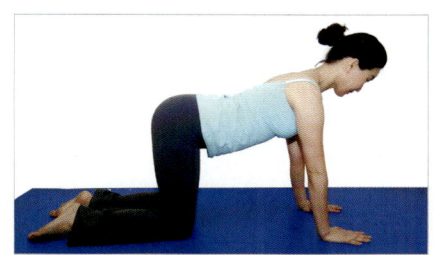

▶그림1 무릎 꿇은 자세에서 시작한다. 양손과 양발은 어깨 너비만큼 벌리고 숨을 들이마시며 동작을 준비한다.

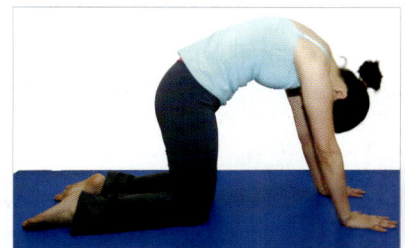

▶그림2 숨을 내쉬며 등을 위로 들어올린다. 목 부위는 힘을 빼고 눈은 배를 주시한다. 숨을 완전히 내쉴 때까지 복부를 최대한 집어넣고 등을 최대한 높이 들어올려 척추가 거꾸로 된 U자형으로 만든다. 등이 완전히 펼쳐져 고양이가 성낼 때 동작을 방불케 한다.

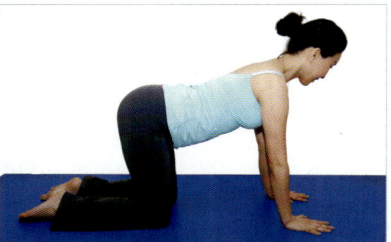

▶그림3 숨을 들이마시며 힘을 빼고 준비 동작으로 되돌아온다. 척추 S형 배열로 되돌린다.

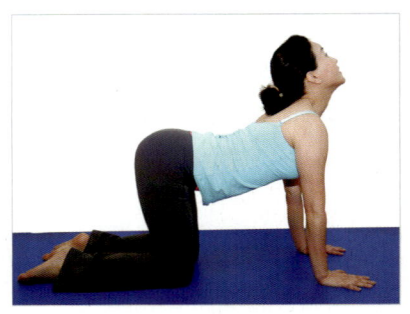

▶**그림4** 숨을 내쉬며 허리를 아래로 떨어뜨리고 고개를 위로 쳐든다. 끈으로 배꼽을 아래로 당기고 끈으로 이마를 위로 잡아당기는 느낌을 유지한다. 최대한 척추가 U자형을 만든다. 마치 고양이가 기지개를 켜는 동작과 흡사하다. 다시 숨을 들이마시며 척추를 본래대로 만들어 근육의 긴장을 풀어주고 중립상태로 되돌아온다. 숨을 내쉬며 다시 절차2의 동작을 실시한다. 이렇게 척추가 상하로 신전하면서 규칙적이고 거침없는 호흡을 맞추어 연속 5회 실시한다.

20 다리 신전

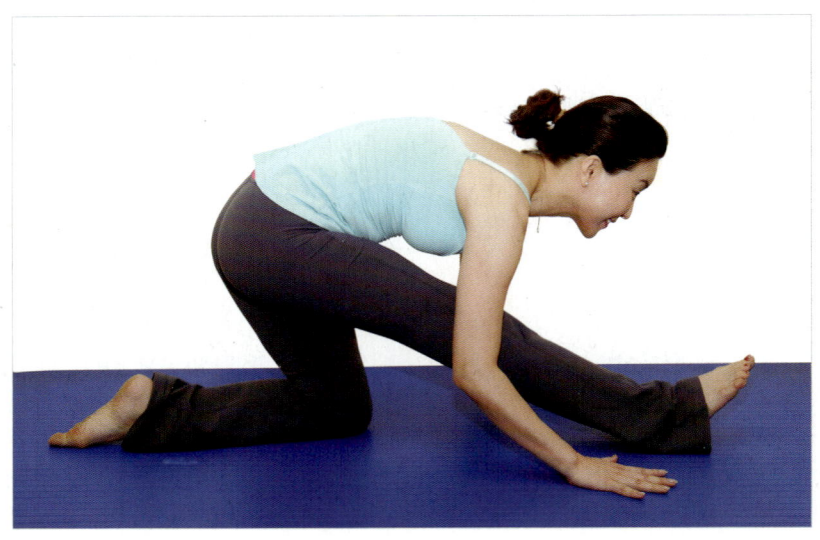

▶ **동작효과**

다리의 피로를 풀어주고 탄탄한 다리를 만든다.

▶ 오랫동안 서 있거나 산행 후 이 동작을 연습하면 다리근육의 피로를 해소할 수 있다. 이 동작은 모두 3개의 절차로 구성되어 있다. 절차3은 다리와 엉덩이 뒤측을 신전하고 절차4는 소퇴 외측을 신전하고 절차5는 대퇴, 엉덩이 외측, 서혜부 내측을 신전한다. 엉덩이와 다리 만들기 연습 후 이 동작을 하게 되면 엉덩이, 다리근육군을 전부 신전시키고 풀어주어 탄탄한 신체를 만들어준다(절차3, 절차4, 절차5).

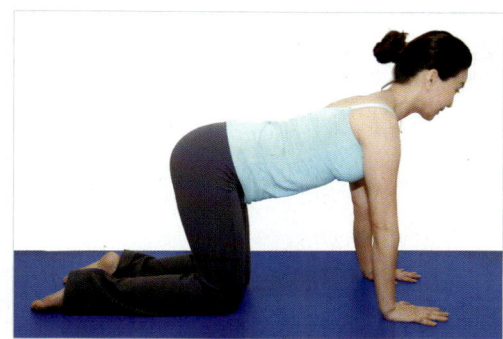

▶ 그림1 무릎을 꿇은 자세에서 시작한다. 양손과 양발은 어깨너비만큼 벌린다.

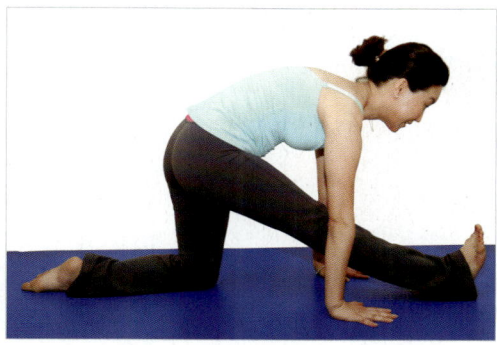

▶ 그림2 오른쪽 다리를 앞으로 펴고 발등을 꺾어서 발가락이 천장을 향하게 한다.

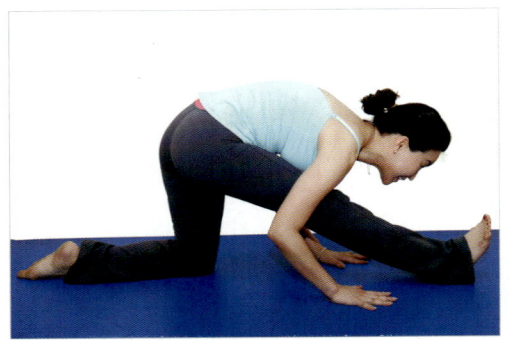

▶**그림3** 숨을 들이마시며 동작을 준비한다. 숨을 내쉬며 복부를 대퇴에 접근시킨다. 다섯 번 호흡을 마치는 동안 30초간 정지하여 있는다.

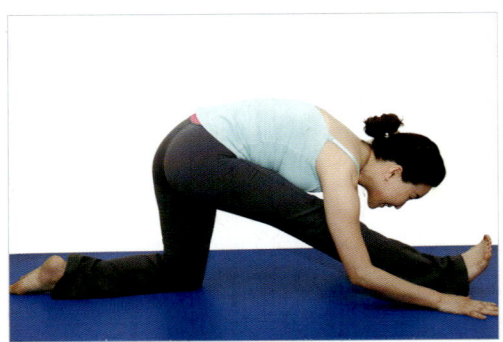

▶**그림4** 다시 깊게 숨을 들이쉬고 나서 내쉬면서 왼손으로 오른쪽 발가락을 잡고 발을 신체의 안쪽으로 누른다. 다섯 번 호흡을 마치는 동안 30초간 동작을 멈춘다.

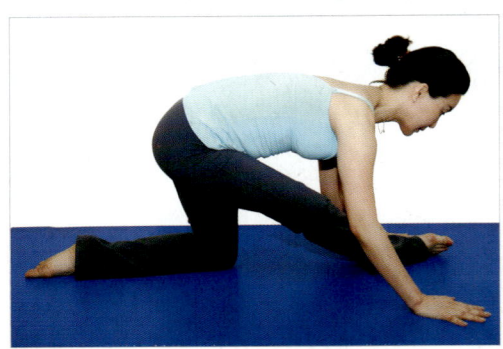

▶**그림5** 오른쪽 무릎을 약간 굽히고 대퇴와 소퇴의 각도를 120도로 만든다. 발바닥이 좌측을 향하고 발이 바로 코 아래쪽에 있다. 숨을 들이마시며 동작을 준비한다. 숨을 내쉬며 복부를 다시 대퇴에 가까이 붙인다. 다섯 번 호흡을 마치는 동안 30초간 동작을 멈춘다. 동작완성 후 다리를 바꾸어 같은 동작을 실시한다. 반복하여 2회 실시한다.

Section 02

▶ **대체동작**

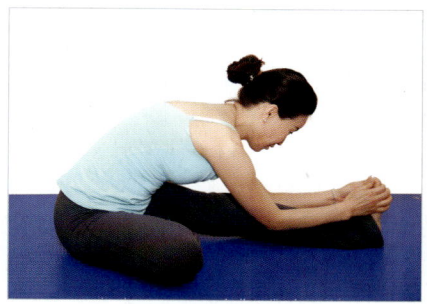

▶그림 초보자는 무릎 꿇은 자세를 유지하거나 그 자세에서 다리를 펴는 동작은 쉽지 않다. 이때 직접 뒤로 앉으면 다리를 쉽게 펼 수 있다. 그래도 자세가 불편하면 요가 벽돌 위에 앉아서 엉덩이의 위치를 높여주면 된다. 자신에게 적합한 자세를 취한 다음 편안하게 3가지의 다리동작을 완성하면 최고의 신전효과를 가져올 수 있다.

▶ **틀린 동작**

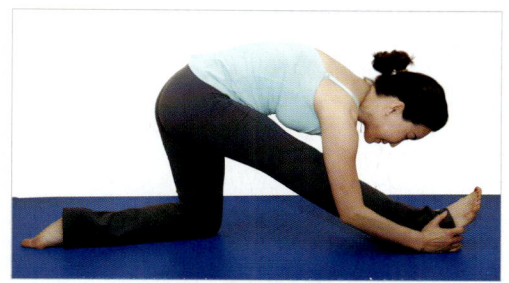

▶그림 등이 굽어 핵심근육군을 안정시키는 힘을 잃게 된다.

▶ **높은 단계 동작**

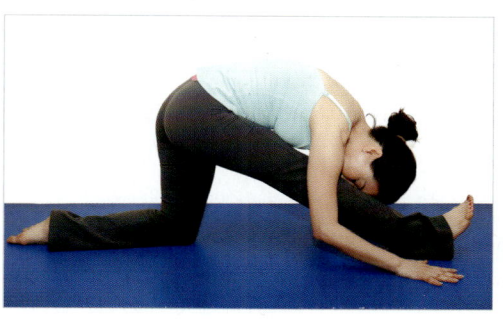

▶그림 동작과정 중 복부가 쉽게 대퇴에 닿으면 경부에 힘을 빼고 이마를 소퇴 쪽에 접근시킬 수 있다.

제2장 요가 4주 탄탄한 몸매 만들기···151

▶ **주의사항**

무릎 꿇은 자세는 다리동작의 영향을 받지 않고 신체적 균형을 유지하여야 한다. 양손은 골반 너비로 벌리고 척추는 S형 배열을 유지하며 뒤에 있는 대퇴는 바닥과 수직이 되게 만들어야 한다.

21 정좌

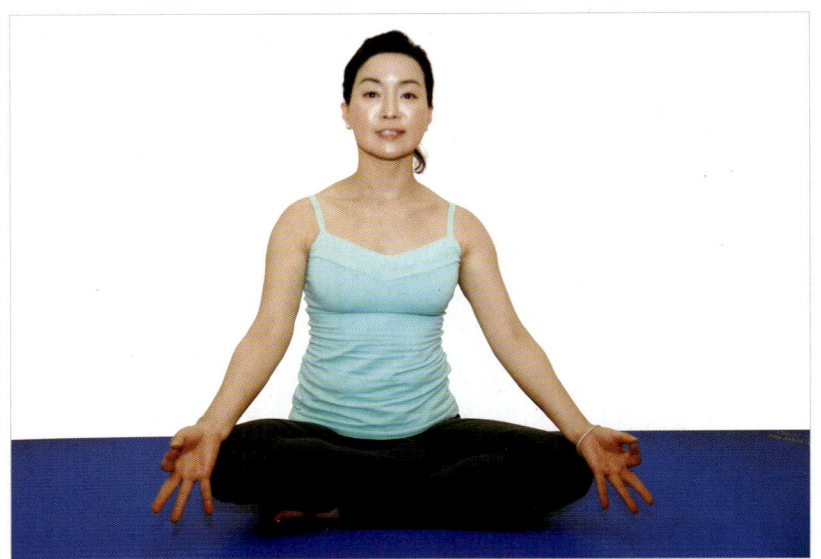

요가를 마친 뒤 5~10분 동안 전신에 힘을 빼고 정좌자세로 휴식을 취한다.

1. 팔을 펴서 모지 끝과 시지 끝을 붙인 다음 무릎 위에 가볍게 올려놓는다.
2. 자연스럽게 어깨의 힘을 빼고 가라앉힌다.
3. 미간을 찌푸리지 않는다.

4. 척추를 펴서 척추의 S형 배열을 유지하며 등과 허리를 굽히지 않는다.
5. 모든 주의력을 호흡에 집중시키고 호흡의 속도를 될수록 천천히 하며 숨을 내쉴 때마다 잡념을 내보내고 생각을 비운다.
6. 몸과 마음이 전부 매우 차분해진다.

정좌는 우리의 몸과 마음이 휴식을 취하게 하고 호흡법과 스트레칭 연습을 결합하여 신체가 천천히 평소의 상태로 돌아오게 해주는 효과가 있다. 정좌 상태에서 스트레칭의 감각과 정확한 자세를 기억해두고 이를 생활에 적용하면 생활 중의 불안, 압력과 근육이 굳어짐으로 인한 피로감을 해소할 수 있다.

규칙적이고 지속적인 요가 연습은 건강, 탄탄한 신체 만들기, 활력을 유지하는 가장 좋은 방법이다. 일주일에 3~5차례 요가수련을 4주간 실시하면 기색이 좋아지고 근육도 탄탄해지는 것을 느끼게 될 것이다. 잘 결심해서 4주간 요가 프로그램을 배우고 난 뒤, 이를 매일 수련해나가면 노년에도 젊은이 못지않게 활기찬 삶을 누리는 정신적 육체적 기초를 다질 수 있다. 오늘부터 요가를 나의 생활의 일부로 삼아 활력있는 삶을 가꾸어보자.

참고문헌

원정혜(2004), 『원정혜의 힐링요가』, 서울: 랜덤하우스중앙.

홍미화, 배상우(2007), 「요가지도자의 요가에 대한 경험 및 인식 탐구」, 한국여가레크리에이션학회지, 31, 41-51.

육영숙(2005), 「요가수련자의 몰입 경험이 심리적 안녕감에 미치는 영향」, 한국스포츠심리학지, 16(2), 257-275.

이연경(2004), 「하타요가 수행이 성인여성의 집중력에 미치는 영향에 관한 연구」, 중앙대학교 교육대학원 석사학위논문.

이지나(1995), 「요가 수행법(고전요가와 하타요가 수행법에 관한 비교연구)」, 서울대학교 석사학위논문.

전소영(2004), 「요가수련이 현대인의 심신에 미치는 영향」, 대전대학교 보건대학원 석사학위논문.

김영희(2001), 「노인건강에 미치는 요가의 효과」, 부산대학교 박사학위논문.

이명은(2002), 「요가프로그램 적용이 여고생의 심신에 미치는 영향」, 창원대학교 석사학위논문.

김미숙, 양점홍(2004), 「요가프로그램이 남자고교생의 척추측만에 미치는 영향」, 한국사회체육학회지, 21.

김숙영(2005), 「필라테스 매트운동이 중년여성의 체력과 신체조성에 미치는 영향」, 대전대학교 보건학 석사학위 논문.

김주호(1991), 『백만인의 요가』, 도서출판 서림.

De Haart, M., Geurts, A. C., & Huidekoper, S.C. (2004). Recovery of standing balance in postacute stroke patients: A rehabilitation cohort study. Archives of Physical Medicine and Rehabilitation 85(6), 886-895.

Frzovic, D., Morris, M.E., & Vowels, L. (2000). Clinical tests of standing balance: performance of persons with multiple sclerosis. Archives of Physical Medicine and Rehabilitation, 81, 215-221.

Bastile, J.V., & Gill-Body, K.M. (2004). A Yoga-based exercise program for people with chronic poststroke hemipareses. Phys Ther, 84(1):33-48.

Bell, L., & Seyfer, E. (2000). Gentle Yoga A Guide to Low-Impact Exercise. Berkeley, Calif.

참고문헌

Ten Speed Press.

Benson, H., Lehmann, J.W., & Malhotra, M.S.etc al. (1982). Body temperature change during the practice of a Tum-mo yoga. Nature, 295(5846): 234-236.

Collins, C. (1998). Yoga ; Intuition, Preventive Medicine, and treatment. JOGNN, 27(5):563-568.

Corby, J.C., Roth, W.T., Zarcone, V.T., & Kopell, B.S. et al. (1978). psychophysiological correlates of the practice of Tantric Yoga meditation. Archives of General Psychitr, 35:571-577.

Garfindel, M.S. (1992). The effect of Yoga Relaxation Techniques on outcome variables associated with osteoarthritis of the hands and finger joint. temple University Degree.

Harinath, K., Malhotra, A.S., Pal, K., Prasad, R., Kumar, R., Kain, T.C., Rai, L., & Sawhney, R.C. (2004). Effects of hatha yoga and Omkar meditation on cardiorespiratory performance, phychologic profile, and melatonin secretion. J Altern Complement Med, 10(2):261-8.

Nathaniels (1984). Yoga for all. jan. Nursing Times.

Pancham Sling(translated). (1992). The Hatha Yoga Pradipika. New Delhi. Taj Press.

Parshad, O. (2004). Role of yoga in stress management. West indian Med J, 53(3):191-4.

Schell, F.J., Allolio, B., & Schonecke, O.W.(1994). Physiological and psychologicaleffects of Hatha-Yoga exercise in healthy women. Int J Psychosom, 41(1-4):46-52.

Treasdill, W. Yoga for pregnancy. London. Contempary books.

Tran, M.D., Holly, R.G,, Lashbrook, J., &Amsterdam, E.A. (2001). Effects of Hatha Yoga Practice on the Health-Related Aspects of Physical Fitness. Prev Cardiol, 4(4):165-170.

Wallace, R.A. (1998). Hetha Yoga for individuals in Alcoholism Recovery. Massachusetts school of Professional Psychology Degree.

Coulter, H.D. (2001). Anatomy of hatha yoga, Body and breath Inc. : Honesdale, 67-138.

Coulter, H.D. (2001). Anatomy of hatha yoga, Body and breath Inc. : Honesdale,67-138.

Mandanmohan, J.L., Udupa, K., & Bhavanani, A.B. (2003). Effect of yoga trainingon handgrip, respiratory pressures and pulmonary function. Indian J. Physiol.Pharmacol., 47(4): 387-392.

Tran, M.D., Holly, R.G., Lashbrook, J., & Amsterdam, E.A. (2001). Effects ofhatha yoga practice on the health-related aspects of physical fitness. Prev. Cardiol., 4(4): 165-170.

참고문헌